JN441982

인지력 향상을 위한

뇌건강 활동지 3

머리말

고령화가 점차 증가하는 추세인 우리나라는 통계청에 자료에 의하면 알츠하이머형 치매가 71.3%에 달하며 혈관성 치매는 16.9%, 그리고 기타 치매는 11.8%인 것으로 나타났다. 그중에서도 65세 이상 노인인구의 25%가 넘는 것으로 밝혀져, 향후 치매 환자의 급증에 따른 심각한 사회문제가 예상되고 있다.

치매란 대뇌 신경세포의 손상 따위로 말미암아 단기 · 장기 기억력, 사고력, 지남력, 이해력, 언어력, 계산능력, 학습능력, 인지기능과 고등정신기능 등이 지속적 · 본질적으로 상실되는 병을 말한다. 치매는 한 가지가 아니라 여러 가지 원인으로 발병된 최종적인 결과나 상태를 말한다. 치매의 원인이 되는 질환으로는 내과, 신경과 및 정신과 질환 등 70여 종류가 있는 것으로 알려져 있다.

치매는 노인인구 가운데 높은 유병률(지역 인구에 대한 일정한 환자 수의 비율)을 보이고 있는 무서운 질병이므로 예방과 치료를 빨리 해야 한다. 치매에 걸리면 치매 노인뿐만 아니라 치매환자를 부양하고 있는 가족까지 황폐화시키는 무서운 질병이다. 최근 출생률 저하와 평균수명 증가 등으로 고령화 사회가 빠르게 진행됨으로써 노인 치매는 사회문제로 대두되고 있다. 특히 주로 가정에서 담당했던 치매 노인 부양이 핵가족화로 인해 점차 공공부문으로 이전되고 있다. 따라서 치매 노인에 대한 적극적인 대책이 국가적으로 중요한 정책과제로 부상하고 있다.

치매를 예방하기 위해서는 꾸준히 뇌를 자극할 수 있는 다양한 프로그램을 습관적으로 해야 한다. 이 교재는 치매를 예방하기 위하여 10가지의 능력을 회복시키거나 높이기 위하여 만들어진 활동지이다.

2022년 4월

인지력 향상을 위한 뇌건강 활동지의 활용 안내

치매예방을 위해서는 생활습관부터 바꿔야 한다. 일상생활에서 하는 습관적 행동 하나하나가 치매의 원인일 가능성이 높기 때문이다. 몸을 많이 움직이고 뇌를 활발하게 하는 사람들이 치매에 걸리지 않을 뿐 아니라 건강하고 행복한 노후를 보낸다는 연구 결과들에서도 그 사실을 확인할 수 있다.

인지력 향상과 치매예방을 위한 '뇌건강 활동지'는 생활습관에 초점을 맞추고 매일 매일 프로그램을 따라함으로써 습관이 몸에 배이도록 체계적으로 설계되어 있다. 그리고 프로그램을 매일 체크해 부족한 점을 다시 실행할 수 있도록 되어 있다.

쉽게 따라할 수 있는 박수치기는 뇌를 활성화시키는 동작이지만 몸에도 좋은 운동 중 하나이다. 손가락 끝과 손바닥을 만져주는 것만으로도 뇌를 건강하게 해주는 동작이다.

인지훈련 프로그램은 난이도에 따라 1단계부터 3단계까지 학습자의 상황에 따라 적용할 수 있다.

- 활동지는 주 단위로 나누어 지남력, 집중력, 지각력, 기억력, 언어력, 판단력, 시공간력, 계산능력, 활동능력, 일기쓰기 등으로 구성되어 있다.
- 활동지의 효과적 활용을 위해 지도자가 학습자에게 활동지를 해결하는 방법과 마감시간을 알려주어야 한다.
- 일기쓰기는 양식에 맞춰 매일 쓰도록 지도한다.
- 활동지를 해결한 후에는 학습자에게 소감을 물어보고 다음 학습을 예고한다.
- 치매를 예방하는 매일매일 생활습관 체크리스트에서 다루는 '치매예방체조'와 2권의 '노인 건강을 위한 하체근력 운동', 3권의 '쉽게 할 수 있는 일상 속 8가지 근육운동'은 장일상 외의 《치매예방을 위한 인지활동 프로그램》(서현사, 2019) 298~313쪽을 참고하였다.

◎ 치매를 예방하는 매일매일 생활습관 체크리스트

구분	생활습관	1	2	3	4	5	6	7	8	9	10
건강한 신체	제자리걷기를 20분 하셨나요?										
	큰 소리로 '하하하호호호' 웃으며 박수치기를 120번 하셨나요?										
	TV를 보면서 발끝 부딪치기를 36회 이상 하셨나요?										
	근력운동을 따라하셨나요?										
	몸을 풀어주는 스트레칭은 충분히 하셨나요?										
	치매예방체조를 처음부터 끝까지 하셨나요?										
	청결을 위해 샤워나 목욕을 하셨나요?										
	침구나 집안청소, 주변정리를 하셨나요?										
풍부한 영양	세끼 식사는 하셨나요?										
	고기나 콩 같은 단백질 식품을 드셨나요?										
	호두나 잣 같은 견과류를 드셨나요?										
	뼈를 건강하게 하는 칼슘을 섭취하셨나요?										
	피를 맑게 하는 야채도 드셨나요?										
	비타민이 풍부한 과일을 드셨나요?										
	천천히 오랫동안 씹으면서 드셨나요?										
	과식하지 않고 알맞은 양을 드셨나요?										
즐거운 여가	취미활동(바둑, 장기, 뜨개질 등)을 하셨나요?										
	친구랑 얘기를 나누며 산책을 하셨나요?										
	그림그리기, 색칠하기를 하셨나요?										
	노래 따라 부르기를 하셨나요?										
	교회나 성당, 절에서 종교 활동을 하셨나요?										
	신문이나 책을 읽으셨나요?										
	노인정, 복지관 등에서 친구를 만나셨나요?										
	하루를 뒤돌아보는 일기쓰기를 하셨나요?										
나의 계획											

잘지켰습니다 보통 못지켰습니다

11 12 13 14 15 16 17 18 19 20 21 22 23 24 25 26 27 28 29 30 31

목차

◎ 쉽게 할 수 있는 일상 속 8가지 근육운동

한 동작을 매일 2~3회씩 한 번에 10~15초간 5~10회 반복한다.

주요동작	운동방법
① 허벅지 교차운동	• 의자에 앉아 한쪽 무릎을 들어 안쪽으로 돌려 10초간 멈춘다. • 이를 좌우교대로 한다.
② 의자 잡고 위아래 스쿼트	• 의자 등받이를 잡고 발뒤꿈치를 세워 일어난다. • 무릎을 굽혀 앉는 동작을 반복한다.
③ 한 발로 서기	• 한 발로 서 있기를 좌우 반복한다. • 익숙해지면 눈을 감고한다.
④ 한 줄로 서기	• 양팔을 펴고 양발을 교차하여 일직선으로 걷는다. • 익숙하면 속도를 높인다.
⑤ 허벅지 앞 근육운동	• 의자에 앉아 두 발을 모아 위로 최대한 올린다. • 발끝을 안으로 당긴다.
⑥ 무릎관절 유연성 강화	• 의자에 앉아 무릎을 앞으로 편 채 발을 올린다. • 그 상태에서 발끝을 앞뒤로 움직여 무릎관절을 편다.
⑦ 의자 잡고 옆으로 스쿼트	• 의자를 잡고 왼쪽 무릎으로 무게중심 옮겨 고정하고, 반대로 무게중심 옮겨가며 교대로 한다.
⑧ 허벅지 안쪽 근육운동	• 의자에 앉아 두 발을 모아 올린다. • 양발을 양옆으로 벌렸다 오므렸다 한다.

1·1 지남력

친구들이 가위, 바위, 보를 해서 이긴 사람이 위로 올라갑니다.
이긴 사람의 이름을 적어보세요.
최종 승자는 누구일까요?

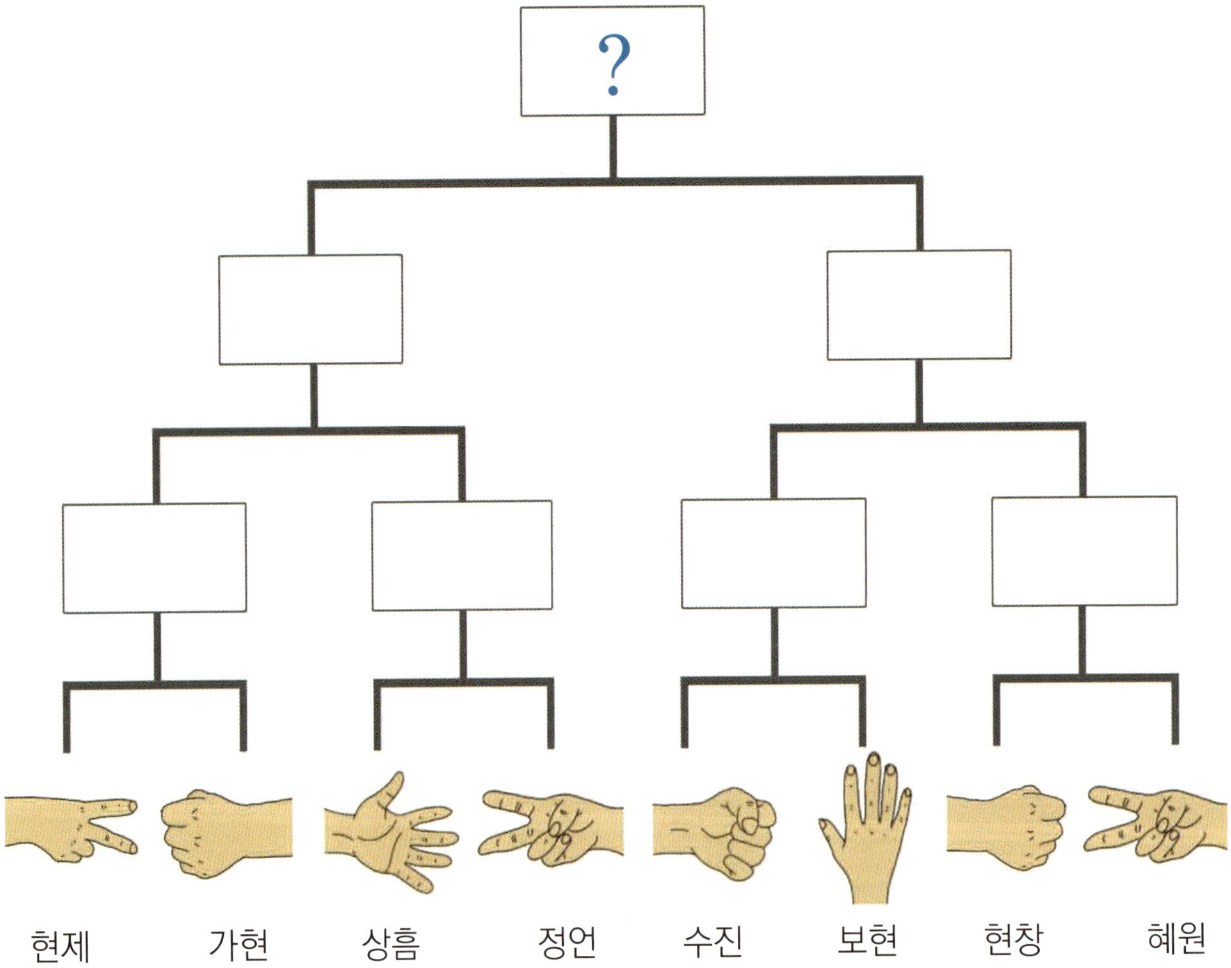

1·2 집중력

해님이 달님을 찾아갑니다.
길을 막고 있는 구름을 피해 달님을 찾아가보세요.
길 밖으로 선이 나가지 않게 주의해서 그어주세요.

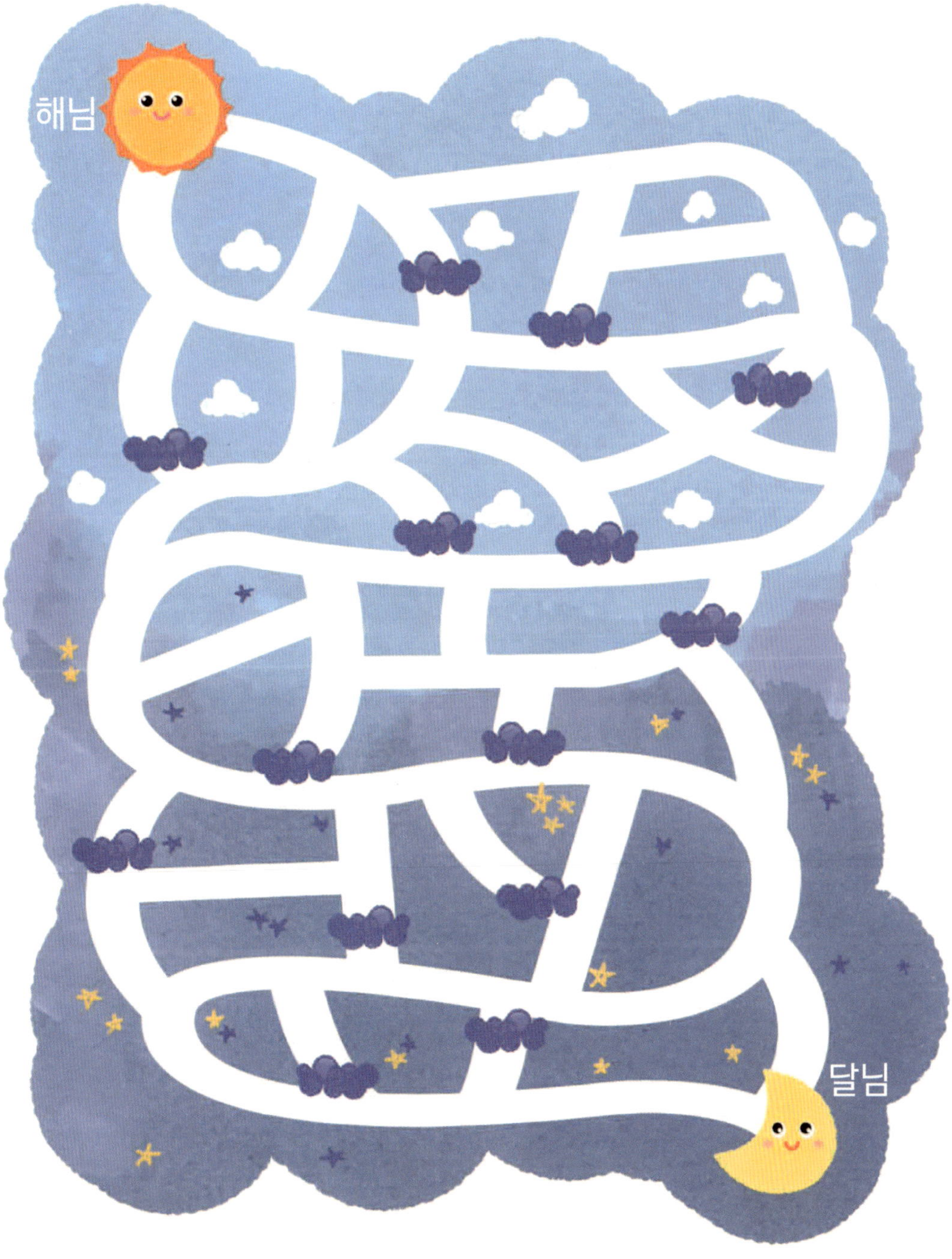

1-3 지각력

세 가지 그림이 겹쳐져 있으니 어떤 그림인지 적어보세요.

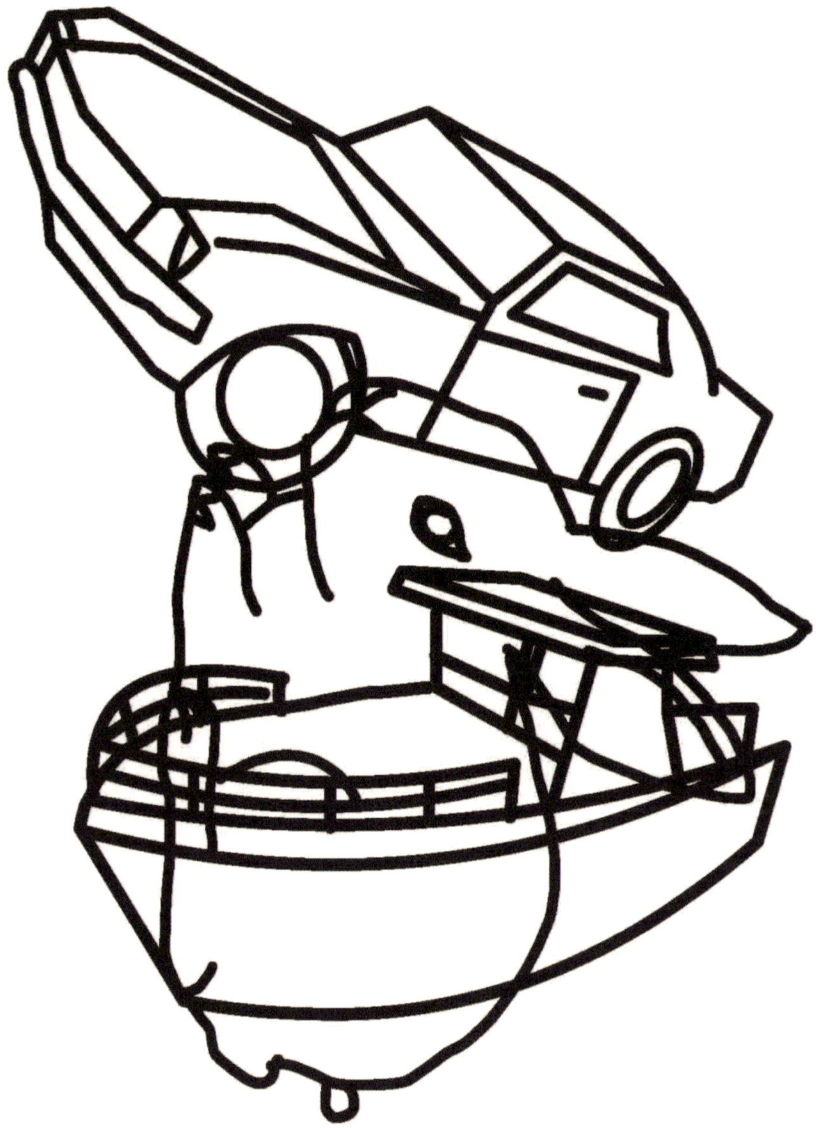

▶ 정답

1·4 기억력

1. 다음 그림의 이름과 특징을 적어보세요.

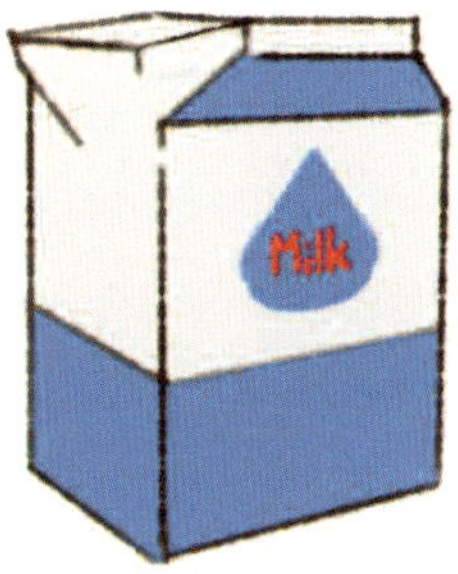

▶ 이름 :

▶ 특징 :

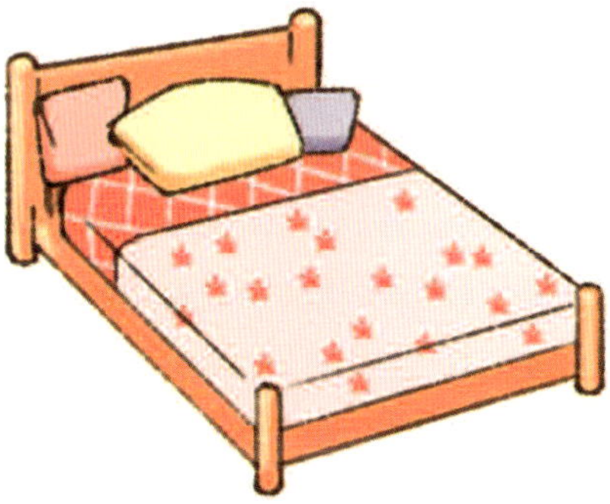

▶ 이름 :

▶ 특징 :

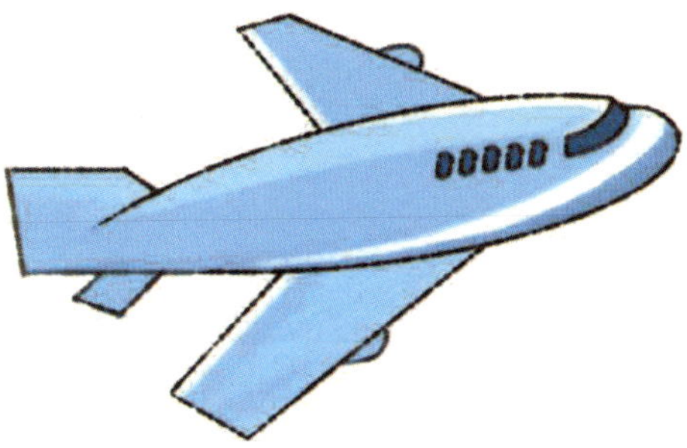

▶ 이름 :

▶ 특징 :

2. 활동지를 덮고 어떤 그림이 있었는지 말해보세요.

1•5 언어력

1. 괄호 안에 알맞은 말을 찾아 문장을 완성시켜보세요.

푸른 (　　　　　)을 만들어봅시다.

① 나무　② 산　③ 학교　④ 운동

돌이가 (　　　　　) 집을 봅니다.

① 아빠는　② 밭을　③ 혼자서　④ 깡충깡충

강아지가 (　　　　　) 소리 내어 짖습니다.

① 씽씽　② 사자를　③ 침을　④ 멍멍

운동장에서 (　　　　　)를 만났습니다.

① 학교　② 가방　③ 인사　④ 친구

2. 다음 그림을 보고 어떤 속담 상황인지 이야기해보세요.

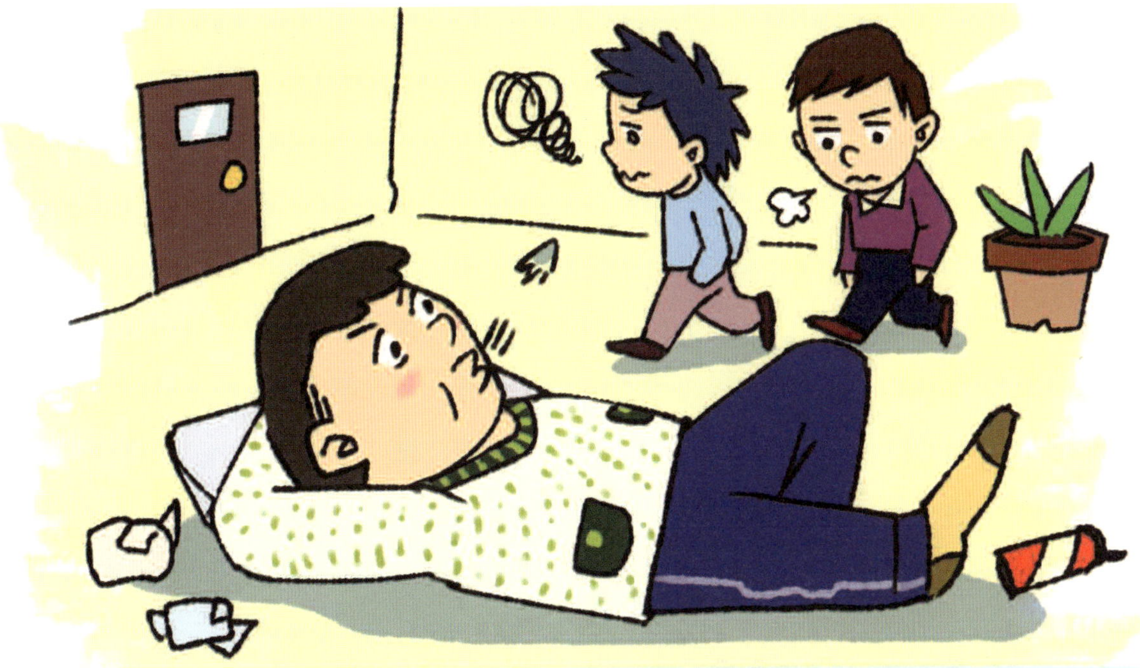

그러다 당신 얼굴에 떨어져.

3. 테두리 선을 벗어나지 않도록 속담을 적어보세요.

누워서 침 뱉기

누워서 침 뱉기

누워서 침 뱉기

누워서 침 뱉기

누워서 침 뱉기

년 월 일 요일 오늘 날씨

오늘 나의 기분을 체크하고 이유를 적어보세요. 기쁨 / 슬픔 / 편안함 / 불안함

이번 주에 있었던 기억에 남는 일을 한 가지 이상 떠올려보세요.

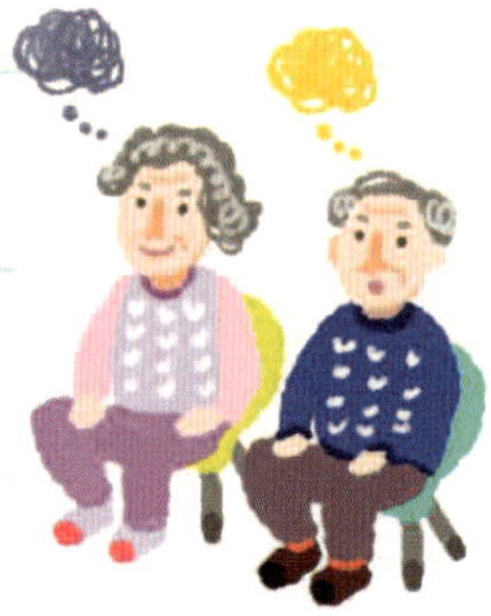

오늘 가장 많은 시간을 보낸 장소를 떠올려보세요.

오늘 제일 맛있었던 식사 메뉴를 떠올려보세요.

오늘 나의 하루를 정리해보세요

아침

점심

저녁

오늘의 일기

오늘 나의 건강 관리(색칠해주세요)

	부족		충분
운동(걷기, 스트레칭 등)			
먹거리(식이조절, 금주, 금연)			
여가(사회활동, 취미생활)			

내일 하고 싶은 것을 자유롭게 적어보세요.

1·6 판단력

다음 그림을 보고 아래의 질문에 맞는 물건을 찾아보세요.

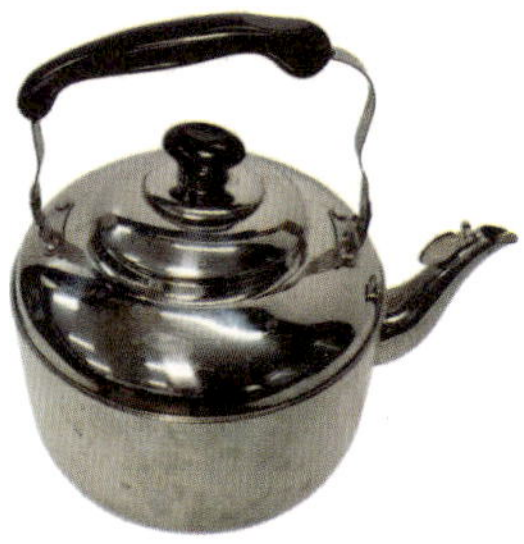
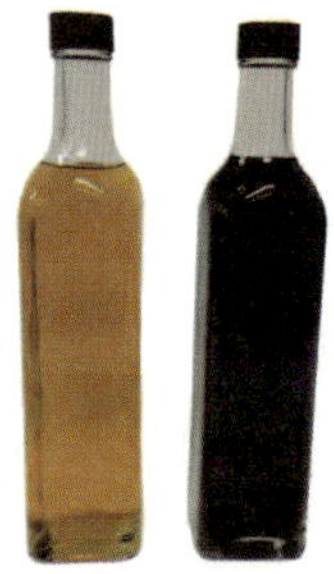
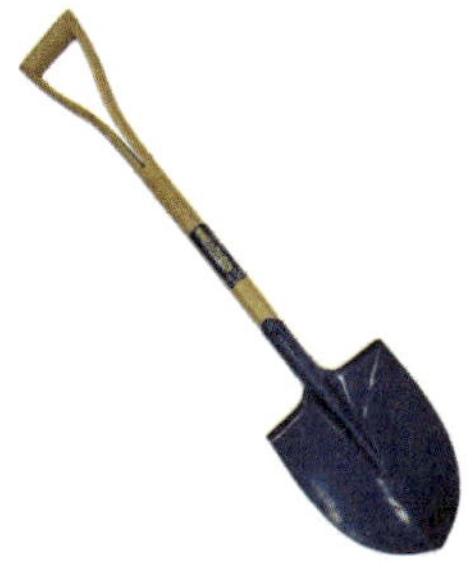
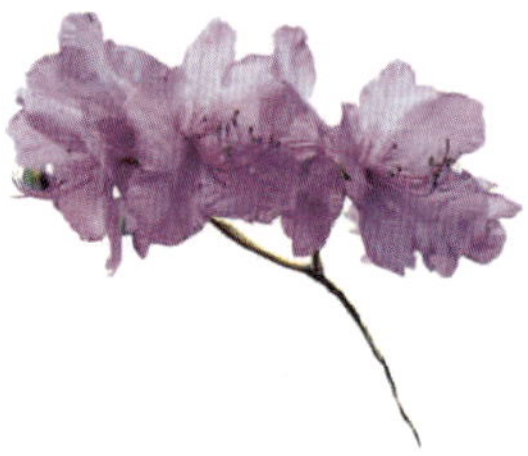
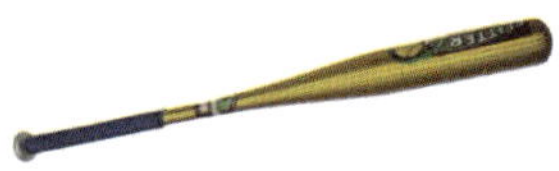

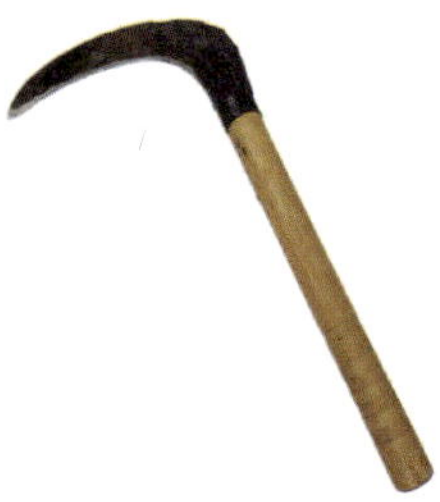
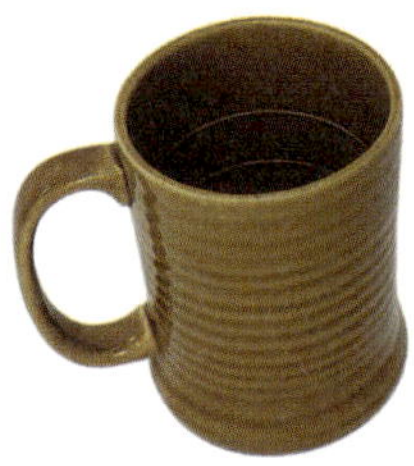
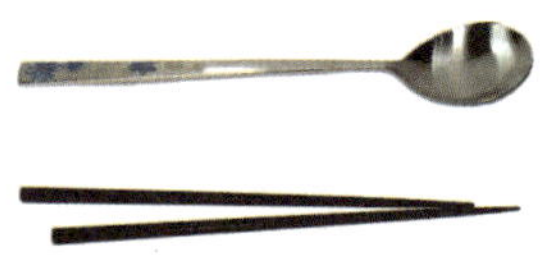
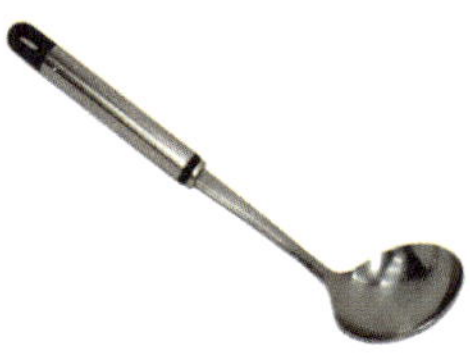
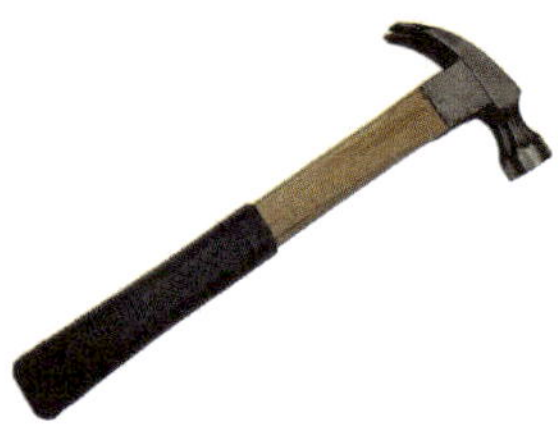
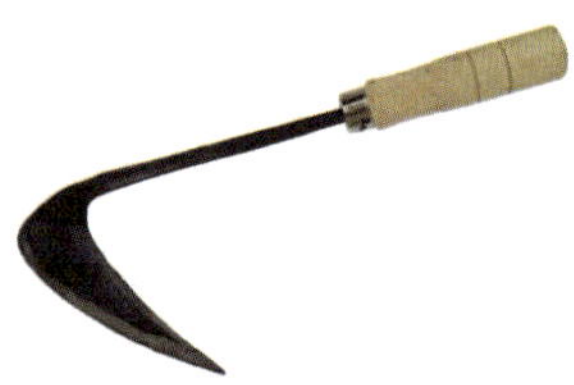

1. 식사를 할 때 필요한 것은 무엇인가요?

2. 텃밭에서 상추를 심을 때 필요한 것은 무엇인가요?

1·7 시공간력

1. 왼쪽 그림과 대칭이 되도록 오른쪽에도 그려보세요.
2. 아래쪽에도 대칭이 되도록 그려보세요.
3. 그림이 완성되면 색을 칠해보세요.

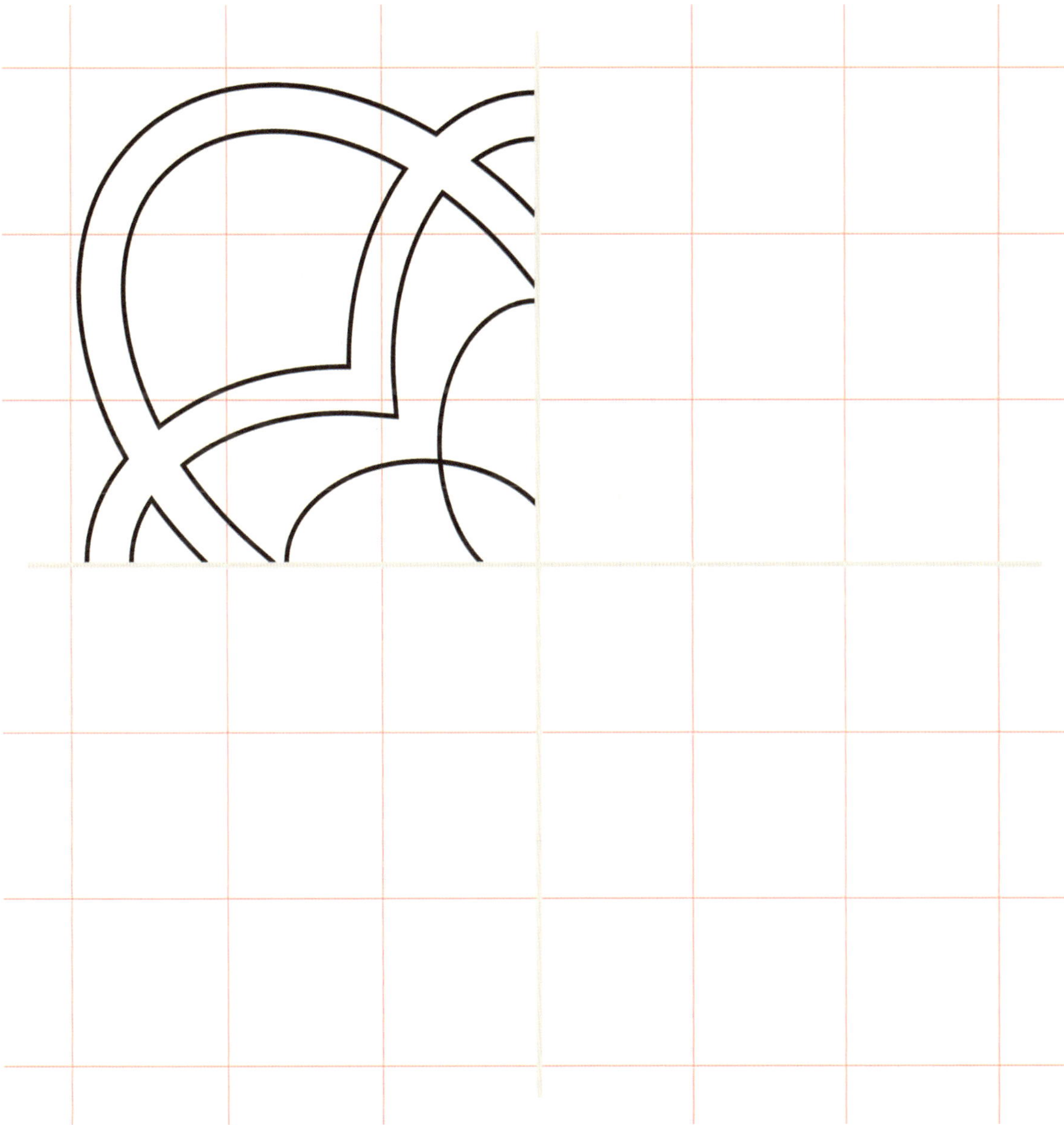

1•8 계산능력

우리가 사용하는 아래의 동전 그림을 보고 질문에 답을 해보세요.

1. 왼쪽과 오른쪽 동전 중에서 어느 쪽의 동전금액이 많을까요?
   많은 쪽으로 〈 표를 해보세요.

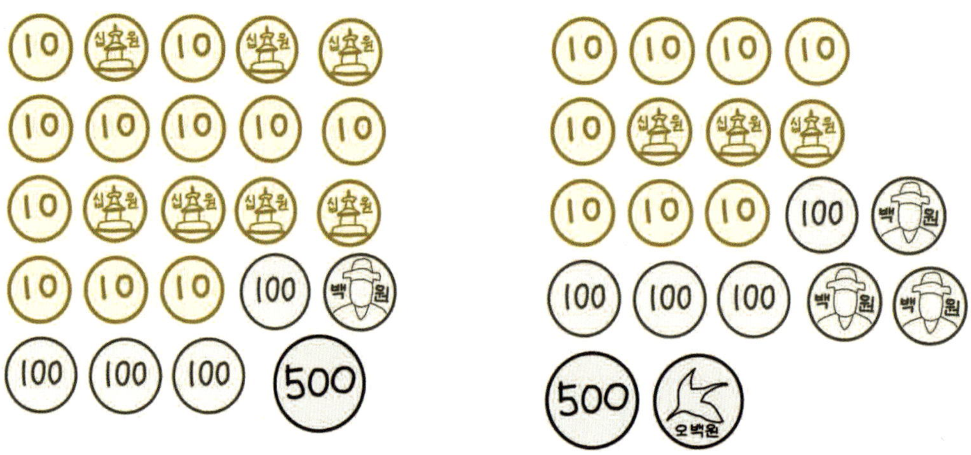

❶ ❷

2. 동전 개수는 모두 몇 개입니까?
3. 같은 금액의 동전 개수를 적어보세요.

▶ 동전개수		개		개
▶ 금액별	500원	개	500원	개
	100원	개	100원	개
	10원	개	10원	개

4. 모두 합한 금액을 적어보세요.

❶	❷

1•9 활동능력

경복궁 처마의 단청을 보기 좋게 칠해보세요.

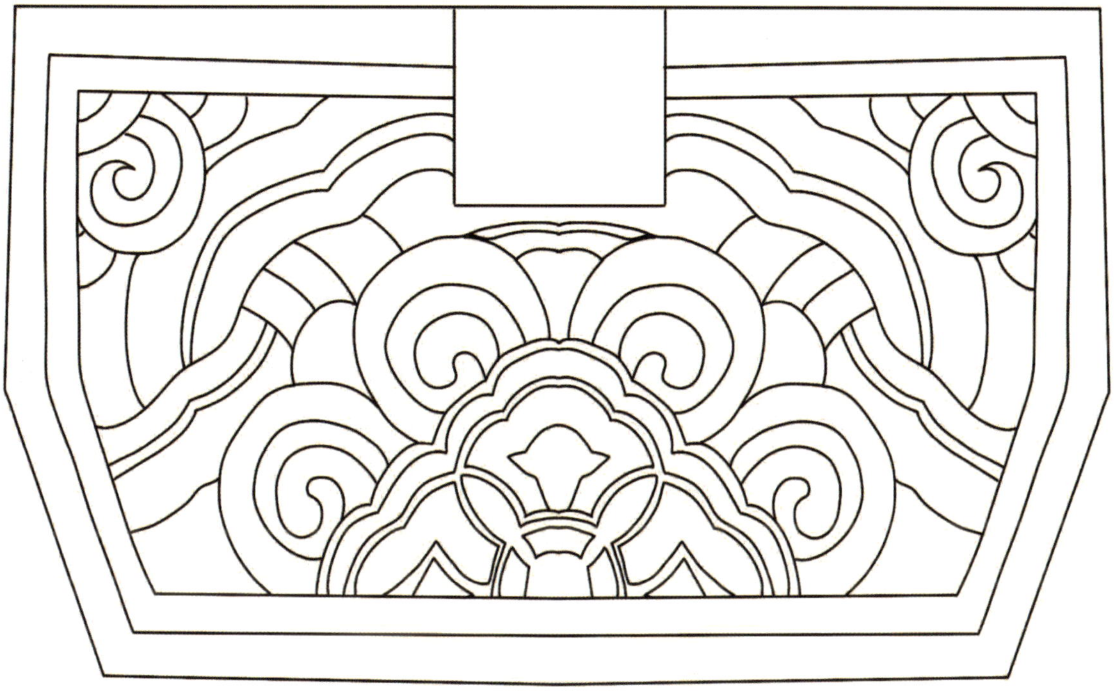

기억력

1. 앞의 11쪽을 펴고 그림을 10초간 보세요.
2. 각자 어제 저녁식사에서 맛있게 먹은 음식을 10초간 생각해보세요.
3. 11쪽에서 본 그림의 이름을 적어보세요.

❶	❷	❸

년 월 일 요일 오늘 날씨

오늘 나의 기분을 체크하고 이유를 적어보세요. 기쁨 / 슬픔 / 편안함 / 불안함

이번 주에 있었던 기억에 남는 일을 한 가지 이상 떠올려보세요.

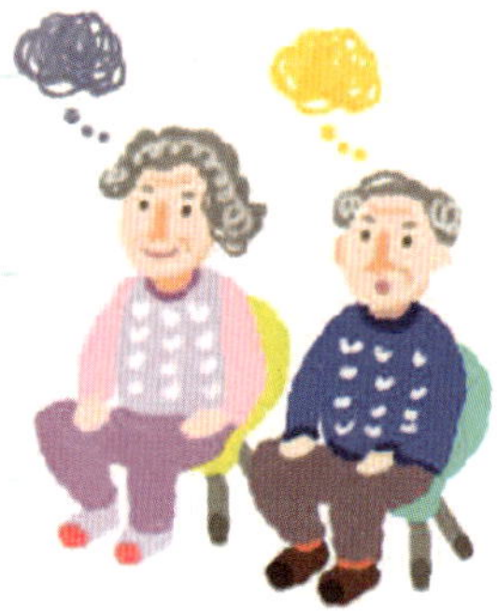

오늘 가장 많은 시간을 보낸 장소를 떠올려보세요.

오늘 제일 맛있었던 식사 메뉴를 떠올려보세요.

오늘 나의 하루를 정리해보세요

아침

점심

저녁

오늘의 일기

오늘 나의 건강 관리(색칠해주세요)

	부족		충분
운동(걷기, 스트레칭 등)			
먹거리(식이조절, 금주, 금연)			
여가(사회활동, 취미생활)			

내일 하고 싶은 것을 자유롭게 적어보세요.

2•1 지남력

우리 집 욕실에 있는 그림카드를 찾아 모두 적어보세요.

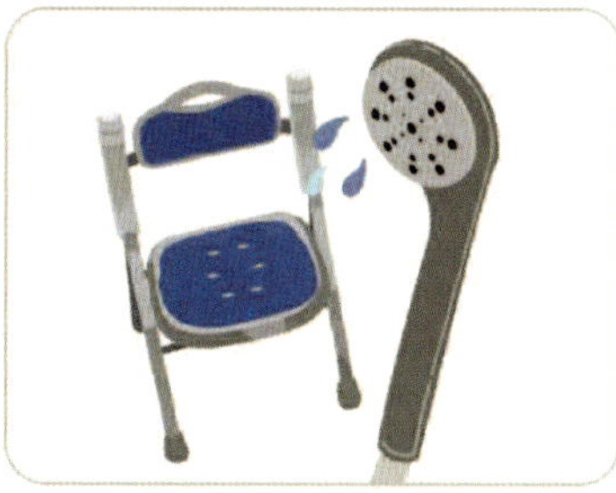
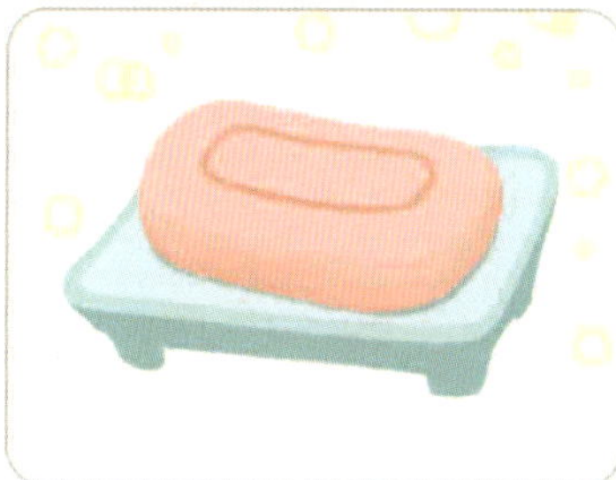
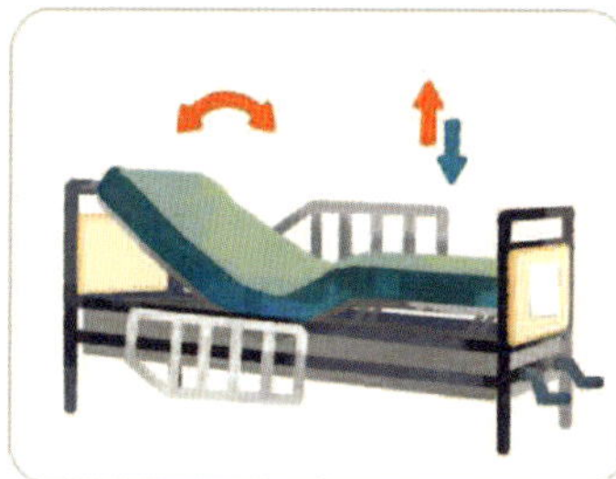

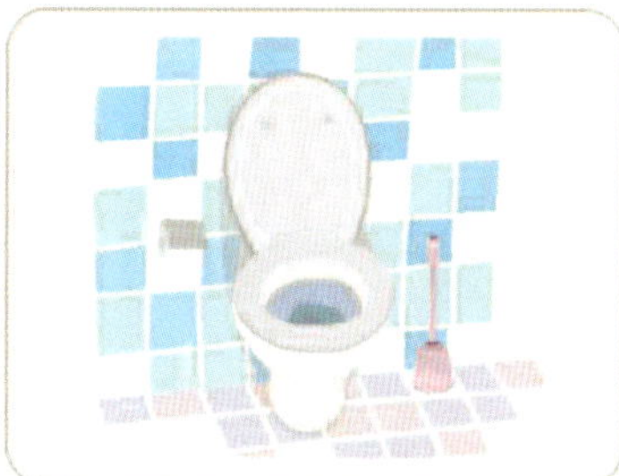
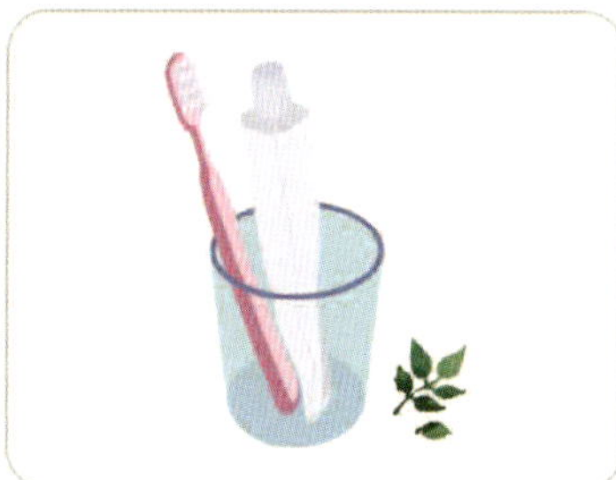
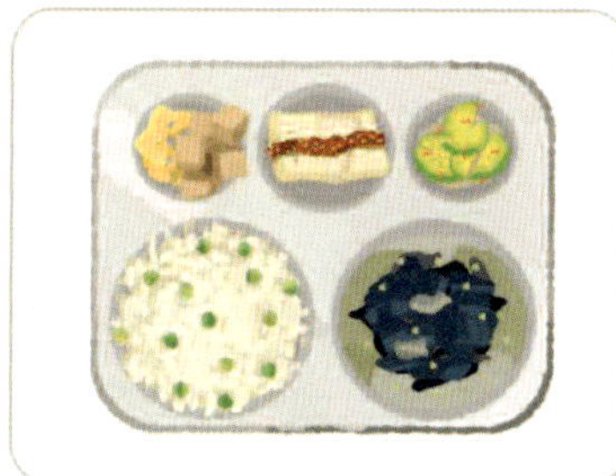

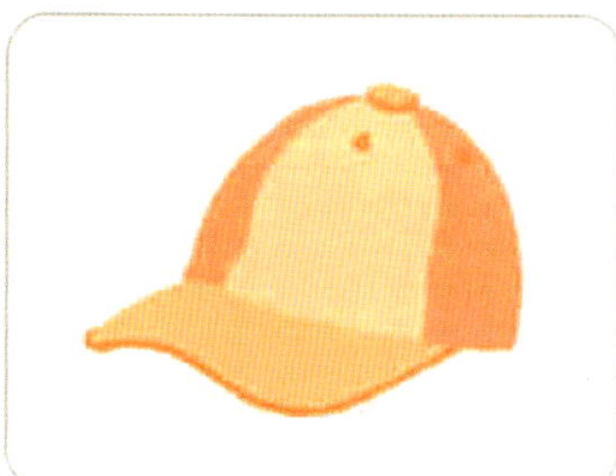
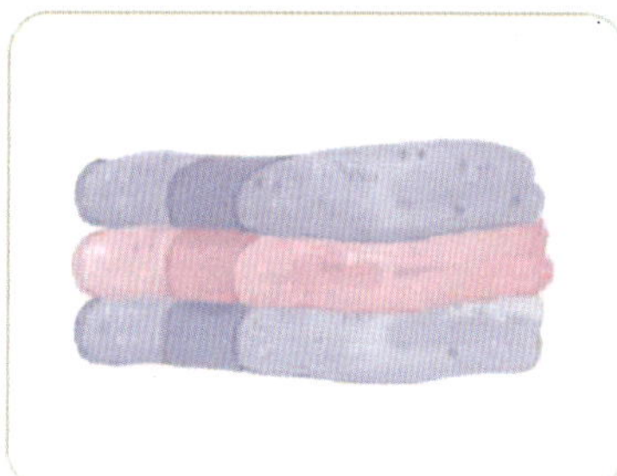
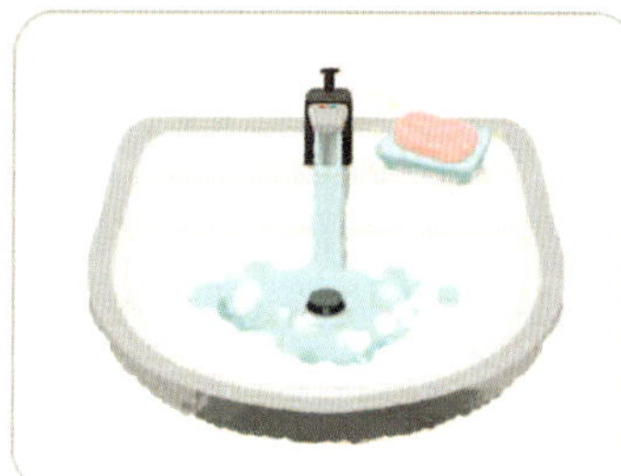

▶ 정답

2·2 집중력

1부터 30까지 숫자가 있는 표 안에서 빠진 숫자를 찾아 적어보세요.

10	1	17	5	13
8	14	26	19	6
27	28	23	3	15
7	2	25	9	24
12	20	22	30	16

2-3 지각력

1. 왼쪽 번호의 순서대로 선을 따라 그어보세요.
2. 오른쪽에서 만나는 글자를 적어보세요.

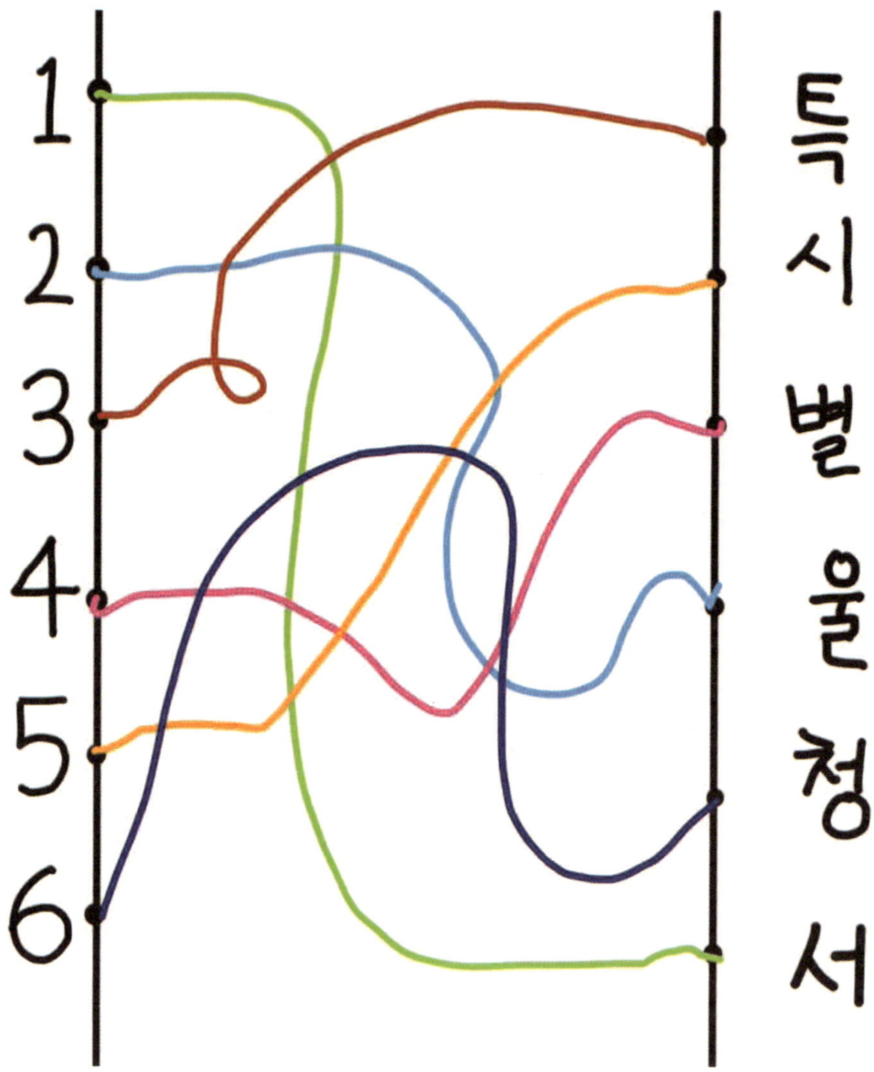

▶ 정답

2·4 기억력

1. 가구의 이름과 어떤 용도로 사용하는지 적어보세요.

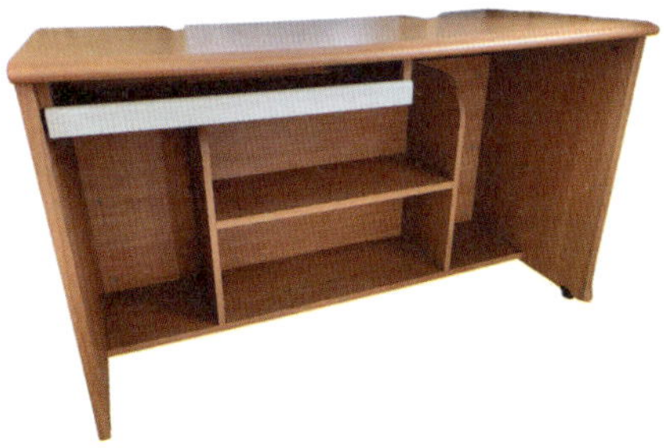

▶ 이름 :

▶ 용도 :

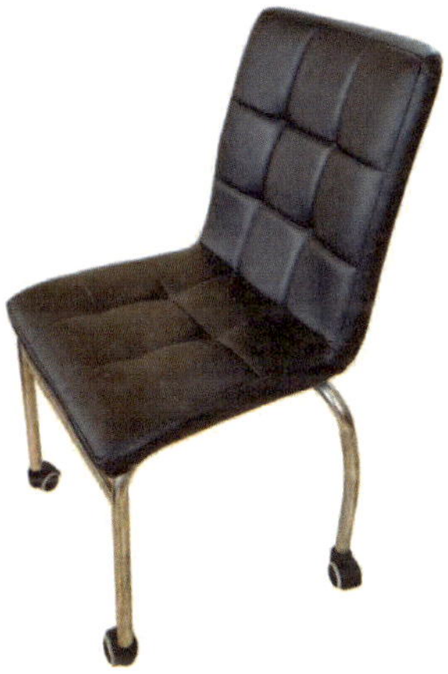

▶ 이름 :

▶ 용도 :

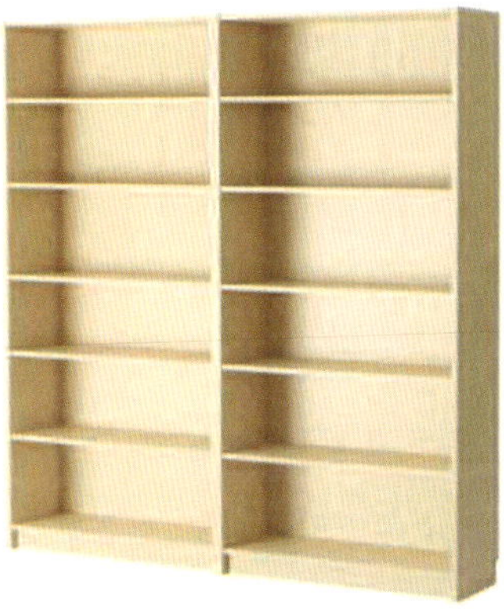

▶ 이름 :

▶ 용도 :

2. 활동지를 덮고 어떤 가구가 있었는지 말해보세요.

2·5 언어력

1. 왼쪽과 오른쪽의 글을 이어서 뜻이 통하도록 문장을 만들어보세요.

뒷동산에 천천히 ●	● 열심히 합니다.
학교에서 친구들과 ●	● 올라갑니다.
학교 숙제를 ●	● 깨끗이 닦아요.
방바닥을 걸레로 ●	● 축구를 합니다.
형광등을 켜니 ●	● 맛있게 먹습니다.
점심으로 돈가스를 ●	● 방이 환해집니다.

2. 다음 그림을 보고 어떤 속담 상황인지 이야기해보세요.

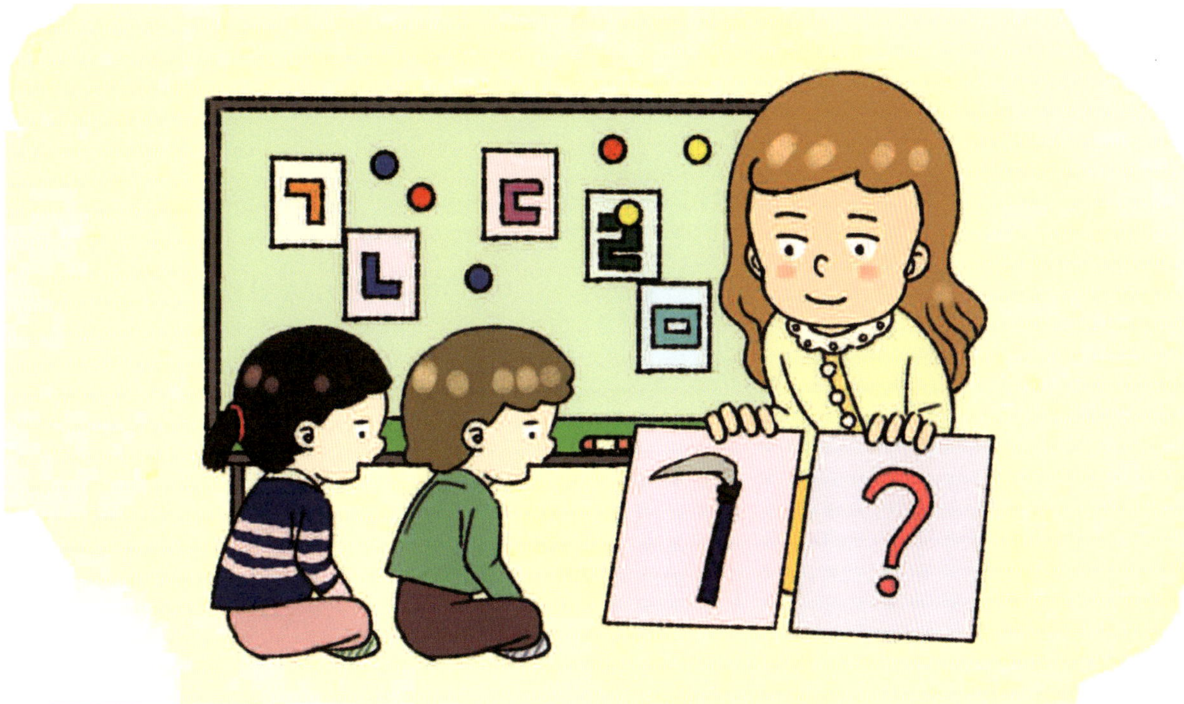

꺽쇠?

3. 테두리 선을 벗어나지 않도록 속담을 적어보세요.

낫 놓고 기역자도 모른다

낫 놓고 기역자도 모른다

낫 놓고 기역자도 모른다

낫 놓고 기역자도 모른다

낫 놓고 기역자도 모른다

년 월 일 요일 오늘 날씨

오늘 나의 기분을 체크하고 이유를 적어보세요. 기쁨 / 슬픔 / 편안함 / 불안함

이번 주에 있었던 기억에 남는 일을 한 가지 이상 떠올려보세요.

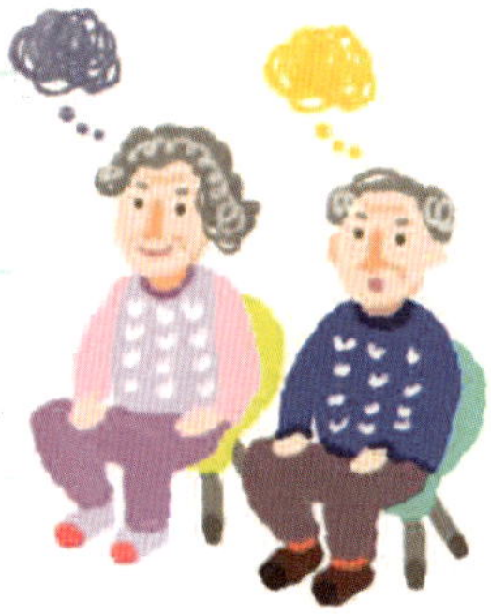

오늘 가장 많은 시간을 보낸 장소를 떠올려보세요.

오늘 제일 맛있었던 식사 메뉴를 떠올려보세요.

오늘 나의 하루를 정리해보세요

아침

점심

저녁

오늘의 일기

오늘 나의 건강 관리(색칠해주세요)

부족 … 충분

운동(걷기, 스트레칭 등)			
먹거리(식이조절, 금주, 금연)			
여가(사회활동, 취미생활)			

내일 하고 싶은 것을 자유롭게 적어보세요.

2·6 판단력

다음은 집안 수리를 할 때 사용하는 공구입니다.
이름과 어디에 사용하는지 적어보세요.

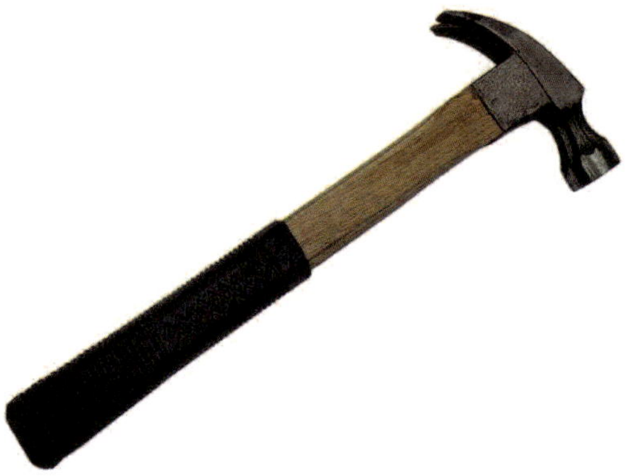

▶ 이름 :

▶ 용도 :

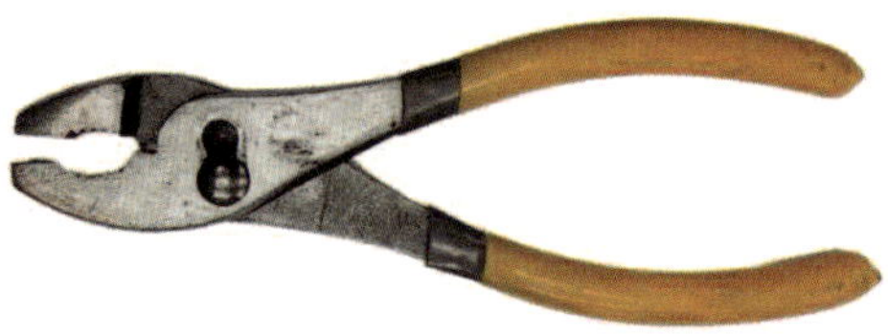

▶ 이름 :

▶ 용도 :

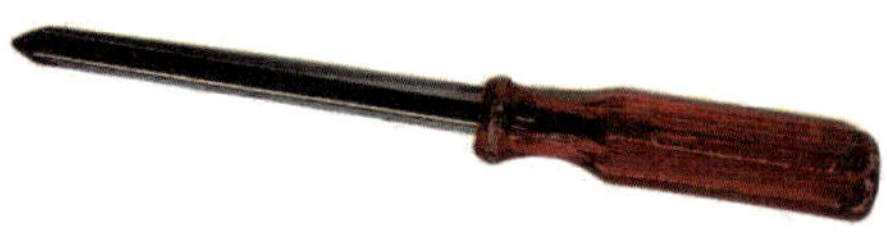

▶ 이름 :

▶ 용도 :

2・7 시공간력

다음 입체 도형을 정면에서 보면 어떤 모양으로 보이는지 그려보세요.

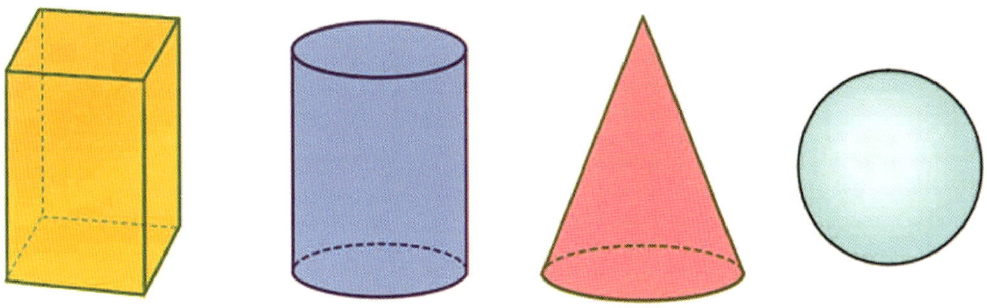

❶ ❷ ❸ ❹

❶		❷	
❸		❹	

기억력

1. 앞의 25쪽을 펴고 가구 사진을 10초간 보세요.
2. 각자 어제 저녁식사에서 맛있게 먹은 음식을 10초간 생각해보세요.
3. 25쪽에서 본 가구의 이름을 적어보세요.

❶	❷	❸

2·8 계산능력

1. 다음 빈칸에 들어갈 수를 계산해보세요.

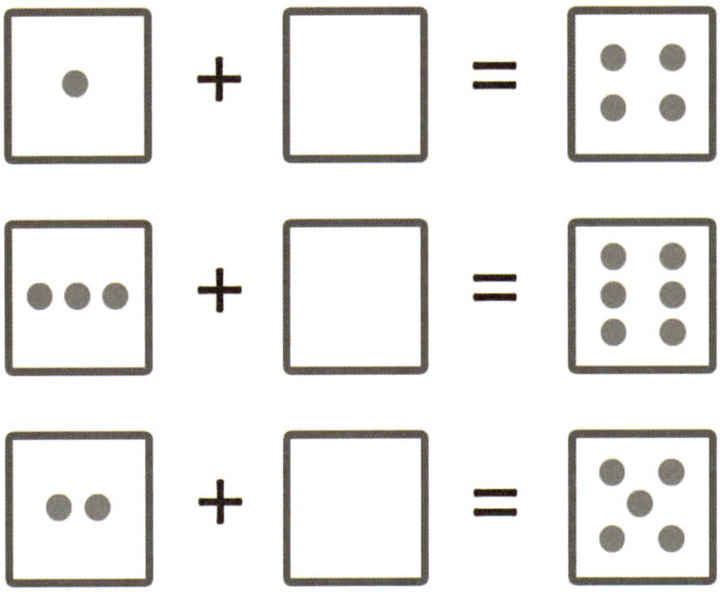

2. 다음 주사위를 던져 나온 숫자를 더하면 얼마인가요?

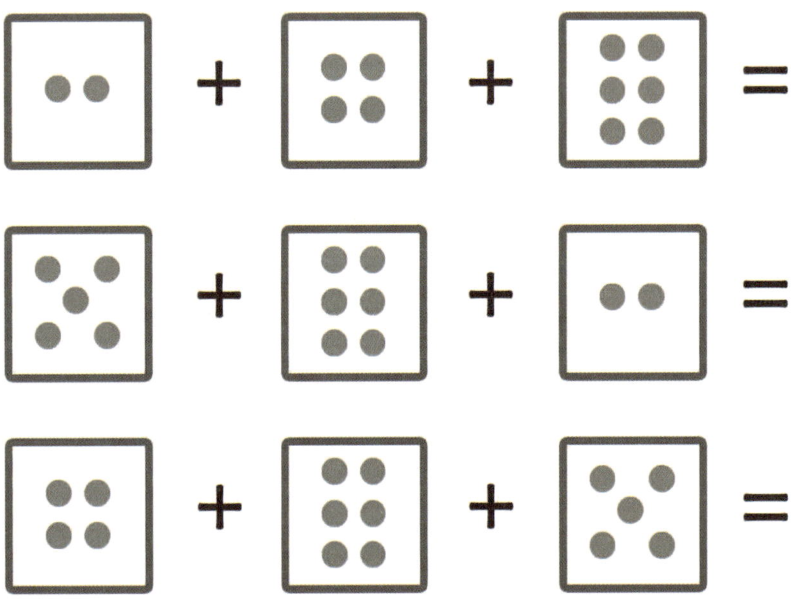

2·9 활동능력

1. 설명에 맞는 속담을 찾아보고 다음 그림에 색을 칠해보세요.
   작은 산을 넘었는데 더 큰 산이 나타났을 때, 보통

   ☐ ☐☐ ☐ 이라고 합니다.

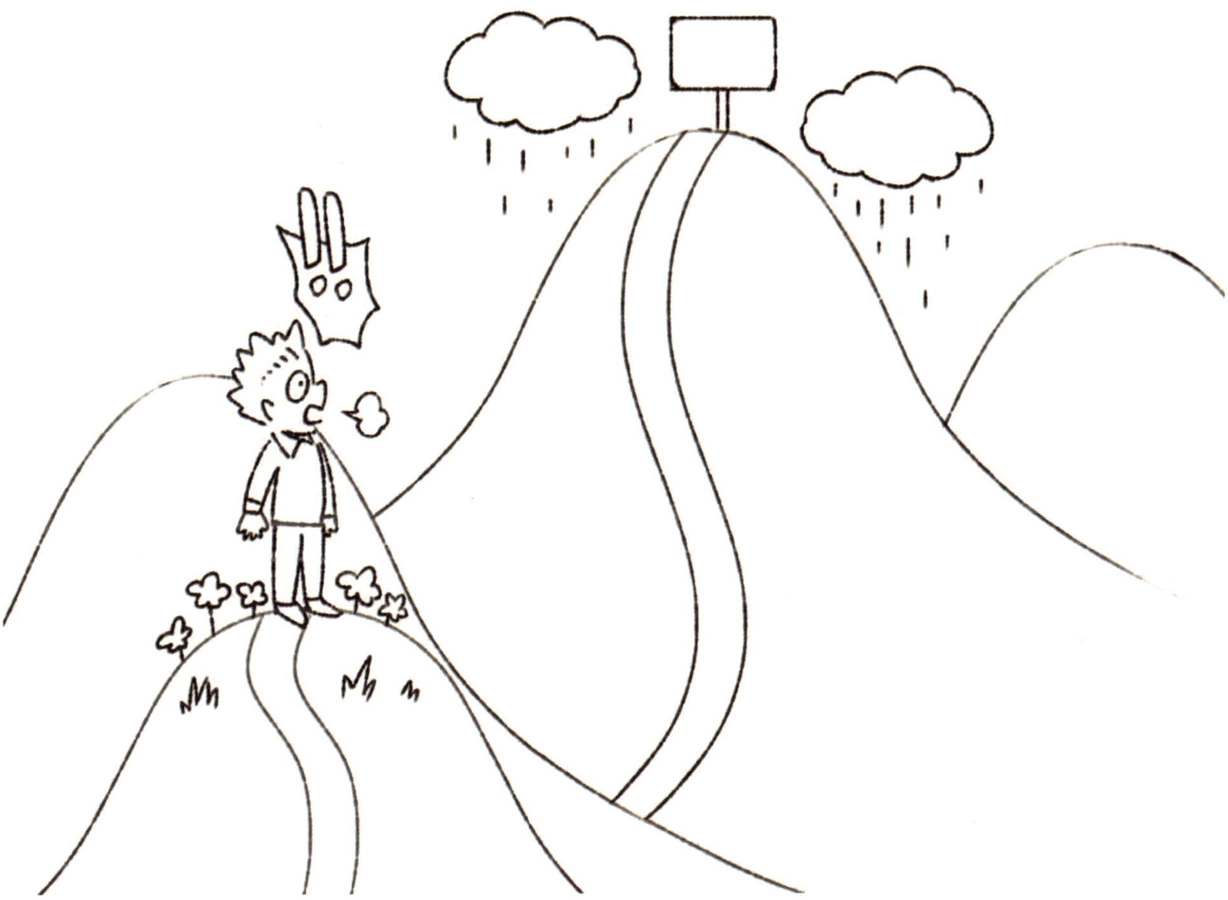

2. 살아오면서 비슷한 상황이 있었다면 이야기해보세요.

년 월 일 요일 오늘 날씨

오늘 나의 기분을 체크하고 이유를 적어보세요. 기쁨 / 슬픔 / 편안함 / 불안함

이번 주에 있었던 기억에 남는 일을 한 가지 이상 떠올려보세요.

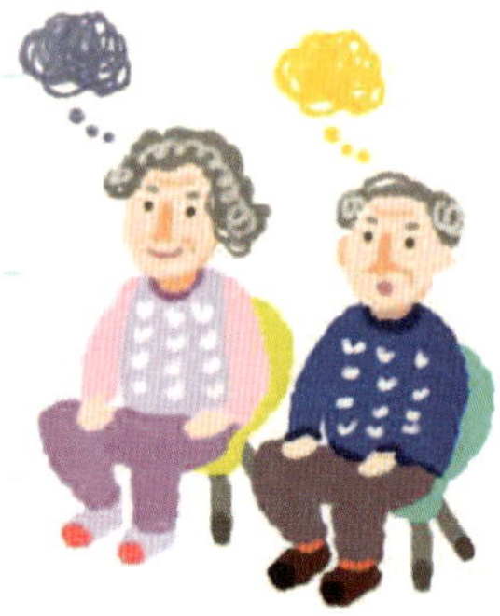

오늘 가장 많은 시간을 보낸 장소를 떠올려보세요.

오늘 제일 맛있었던 식사 메뉴를 떠올려보세요.

오늘 나의 하루를 정리해보세요

아침

점심

저녁

오늘의 일기

오늘 나의 건강 관리(색칠해주세요)

	부족		충분
운동(걷기, 스트레칭 등)			
먹거리(식이조절, 금주, 금연)			
여가(사회활동, 취미생활)			

내일 하고 싶은 것을 자유롭게 적어보세요.

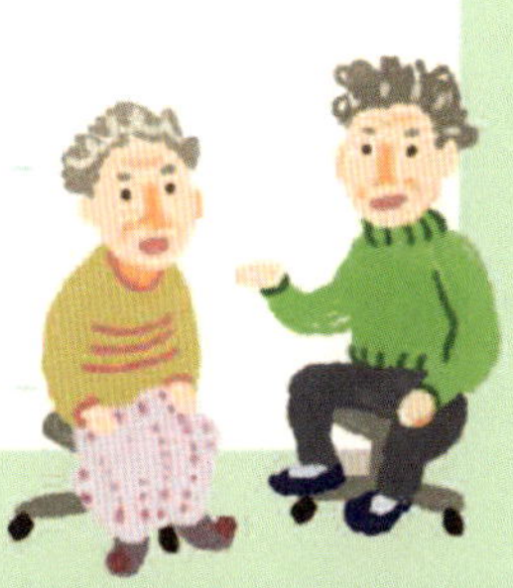

3·1 지남력

카드의 색을 빨리 말해보세요. 글자를 읽으면 안 됩니다.

하양	검정	초록
노랑	빨강	검정
보라	파랑	빨강
파랑	하양	노랑

3·2 집중력

다음 두 그림에서 서로 다른 부분을 찾아보세요.

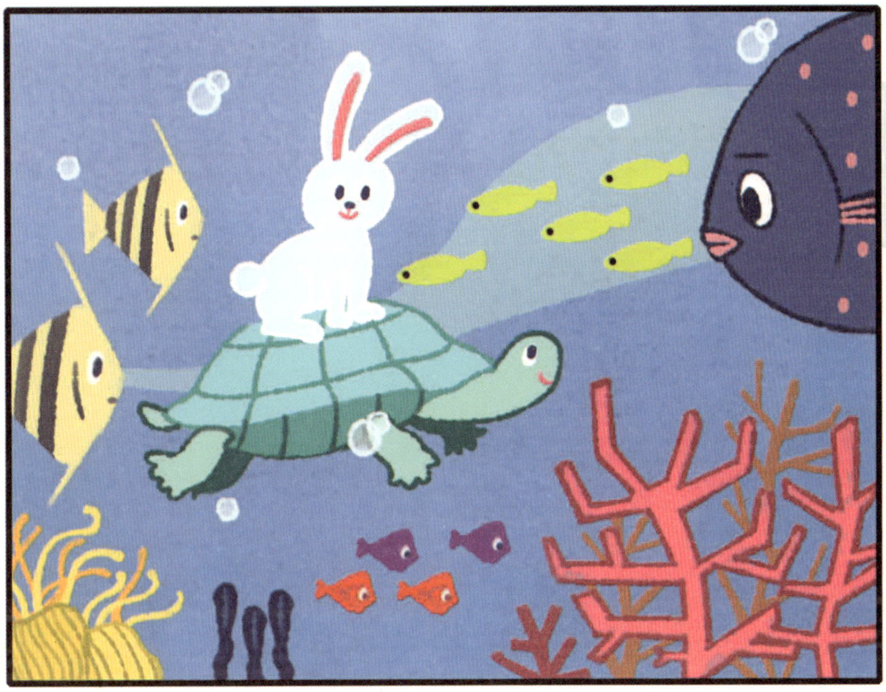

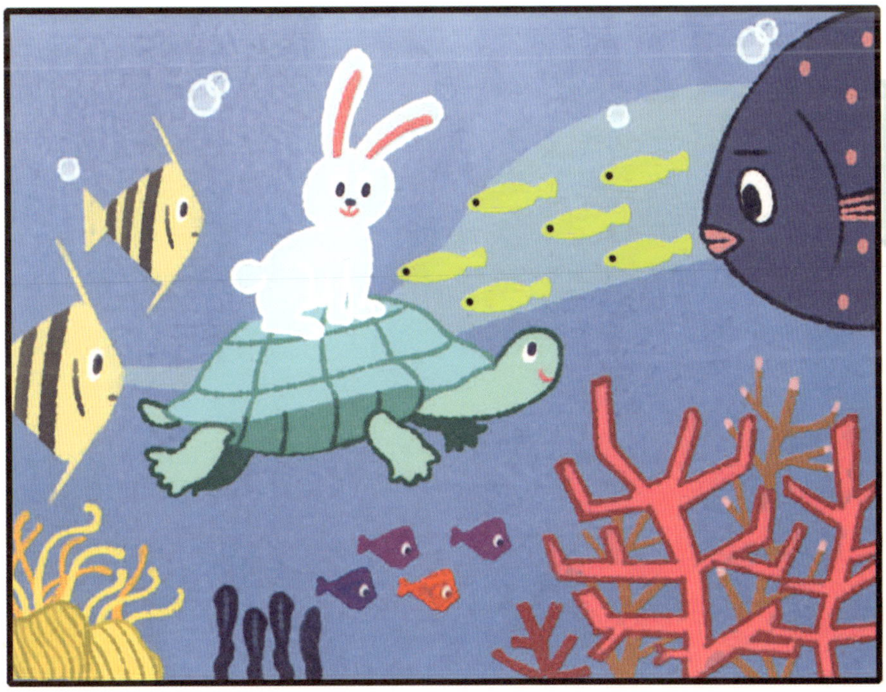

3·3 지각력

왼쪽 물건의 이름을 알맞게 연결해보세요.

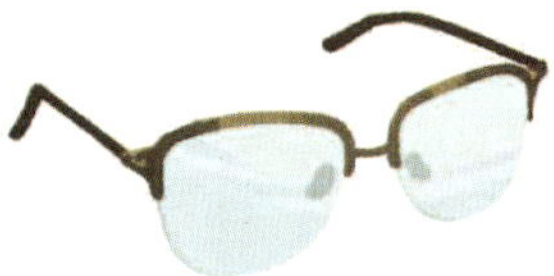	시	경
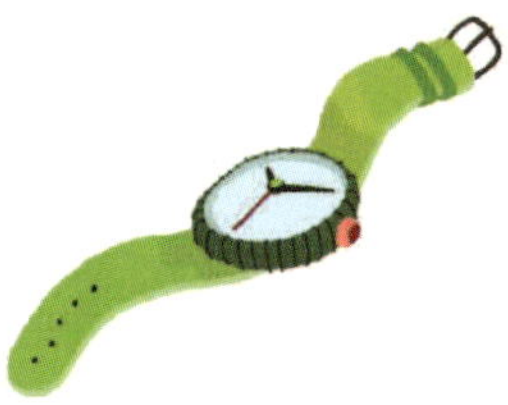	안	계
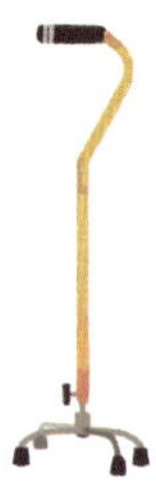	모	빗
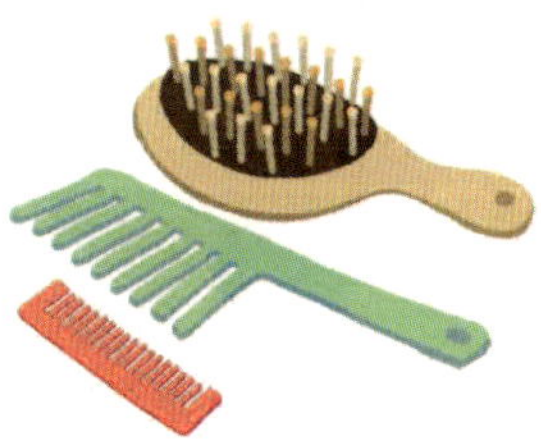	지팡	자
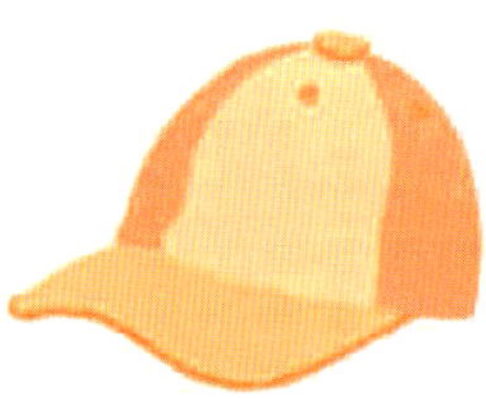	머리	이

3·4 기억력

1. 동물들의 그림을 보고 이름을 적어보세요.

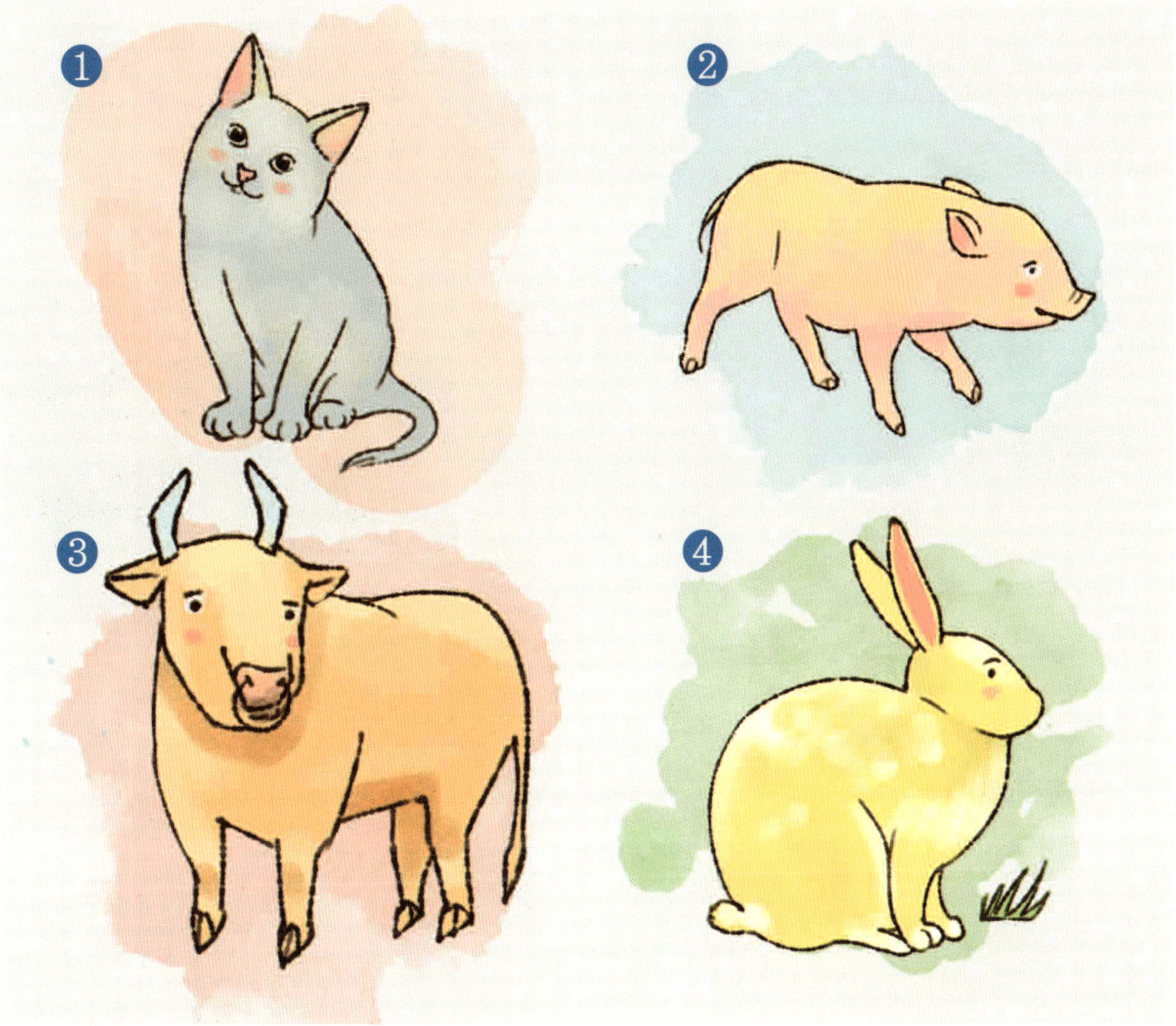

❶	❷
❸	❹

2. 활동지를 덮고 어떤 동물이 있었는지 말해보세요.

3·5 언어력

1. 왼쪽 단어와 관련되는 속담 그림을 찾아보세요.

실수 ●

돈(가치) ●

말(대화) ●

의심 ●

노력 ●

● 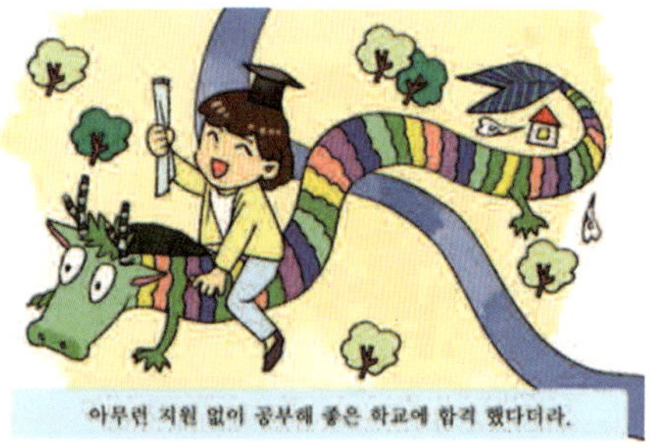
아무런 지원 없이 공부해 좋은 학교에 합격 했다더라.

● 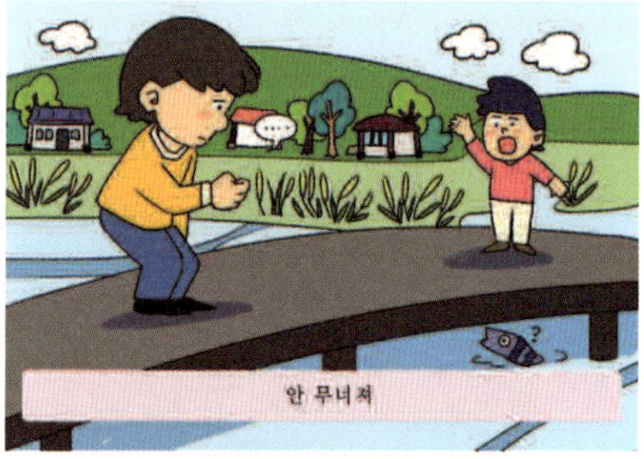
안 무너져

● 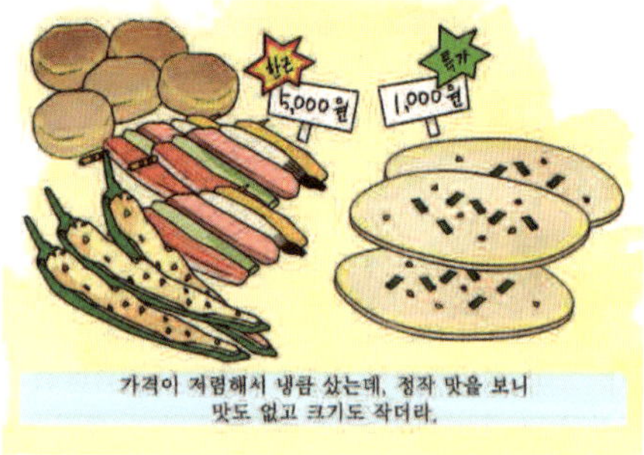
5,000원
특가
1,000원
가격이 저렴해서 냉큼 샀는데, 정작 맛을 보니
맛도 없고 크기도 작더라.

● 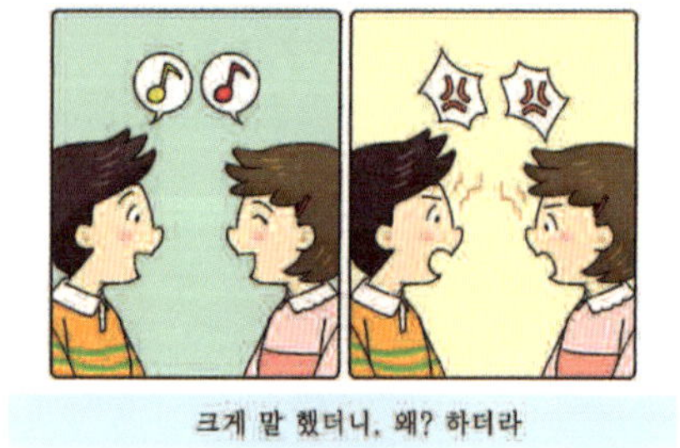
크게 말 했더니, 왜? 하더라

● 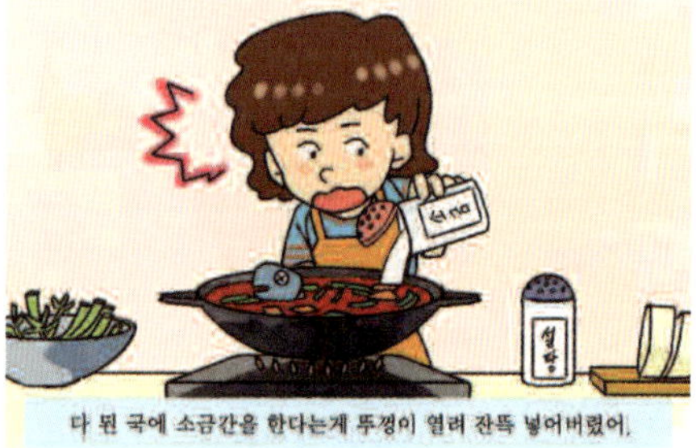
설탕
다 된 국에 소금간을 한다는게 뚜껑이 열려 잔뜩 넣어버렸어.

2. 다음 그림을 보고 어떤 속담 상황인지 이야기해보세요.

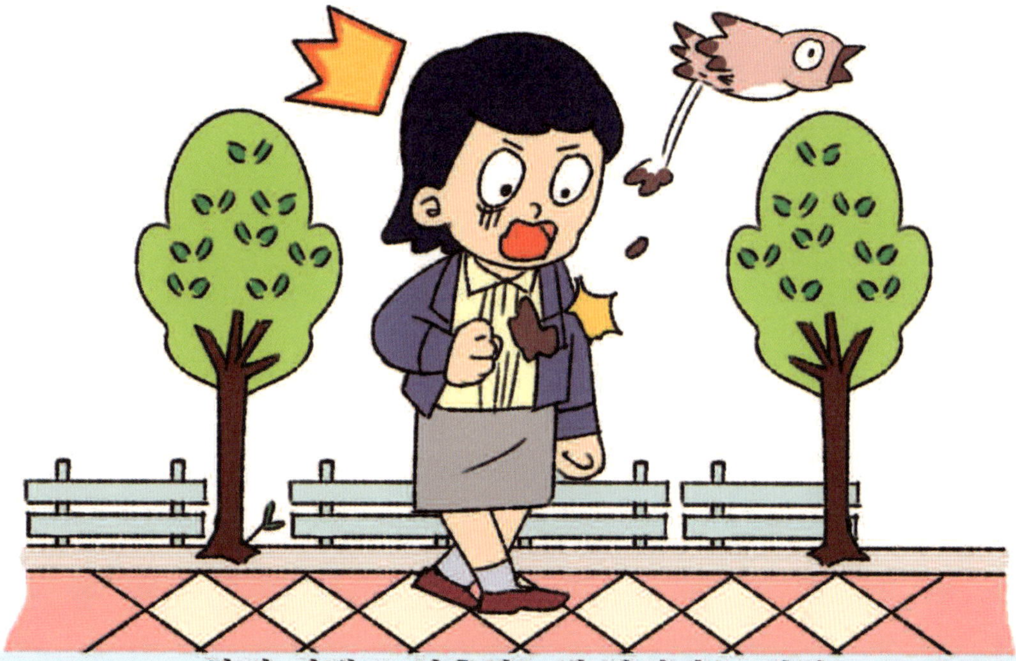

한껏 멋내고 외출하는데 날아가는 새의
새 똥을 맞았어.

3. 테두리 선을 벗어나지 않도록 속담을 적어보세요.

마른하늘에 날벼락

마른하늘에 날벼락

마른하늘에 날벼락

마른하늘에 날벼락

마른하늘에 날벼락

년 월 일 요일 오늘 날씨

오늘 나의 기분을 체크하고 이유를 적어보세요. 기쁨 / 슬픔 / 편안함 / 불안함

이번 주에 있었던 기억에 남는 일을 한 가지 이상 떠올려보세요.

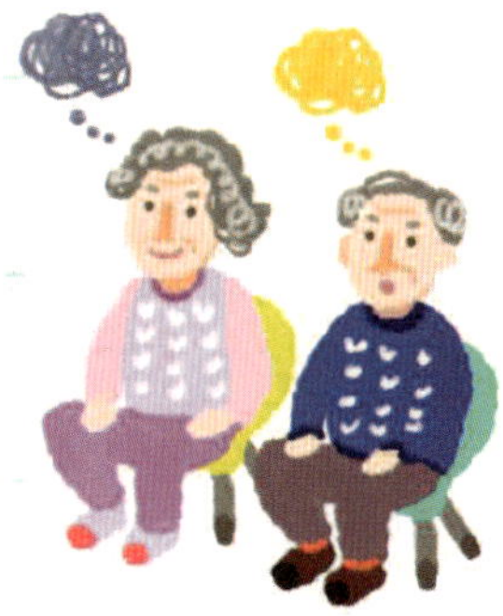

오늘 가장 많은 시간을 보낸 장소를 떠올려보세요.

오늘 제일 맛있었던 식사 메뉴를 떠올려보세요.

오늘 나의 하루를 정리해보세요

아침

점심

저녁

오늘의 일기

오늘 나의 건강 관리(색칠해주세요)

	부족		충분
운동(걷기, 스트레칭 등)			
먹거리(식이조절, 금주, 금연)			
여가(사회활동, 취미생활)			

내일 하고 싶은 것을 자유롭게 적어보세요.

3·6 판단력

왼쪽 단어의 감정을 표현한 오른쪽 그림을 찾아 연결해보세요.

어휴 추워

보고 싶다

빨리빨리

슬프다

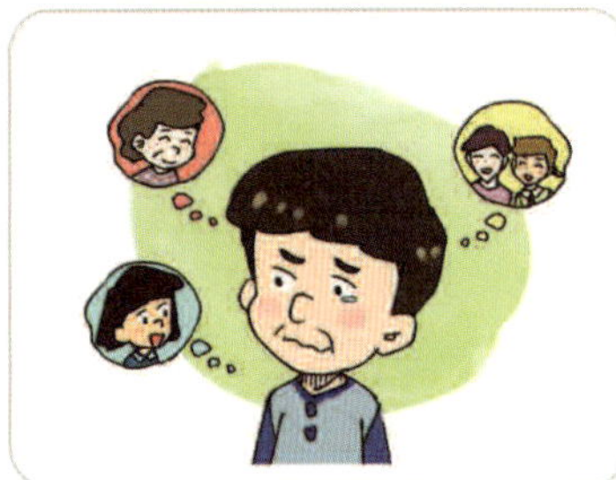

누가 가장 보고 싶나요?

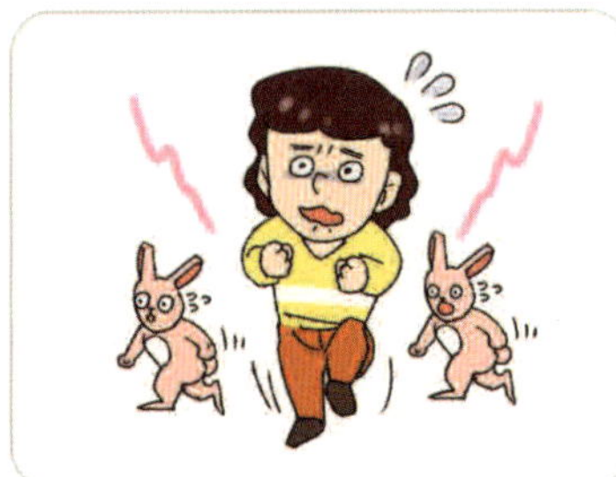

지금 어디를 빨리 가고 싶나요?

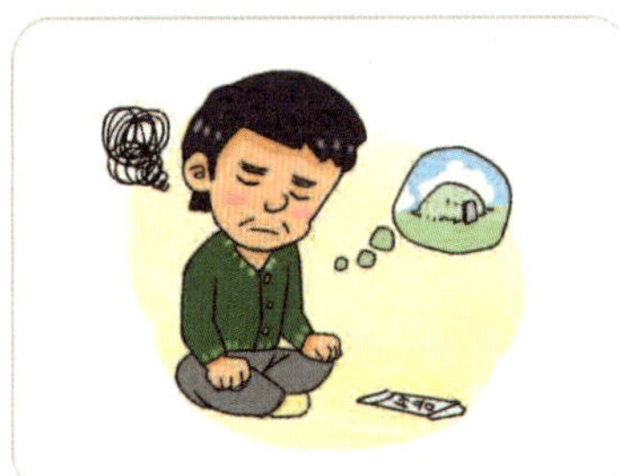

나를 슬프게 하는 것이 무엇인가요?

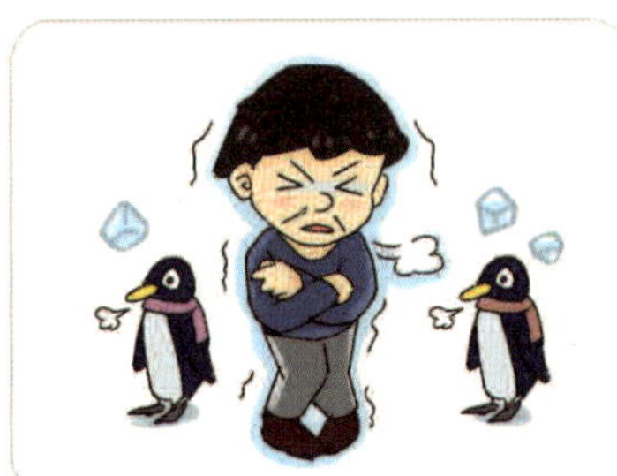

어디가 가장 추우세요?

3・7 시공간력

다음 그림의 주사위를 정면과 위, 좌우에서 바라보면 어떤 모양인지 찾아서 아래에 번호를 적어보세요.

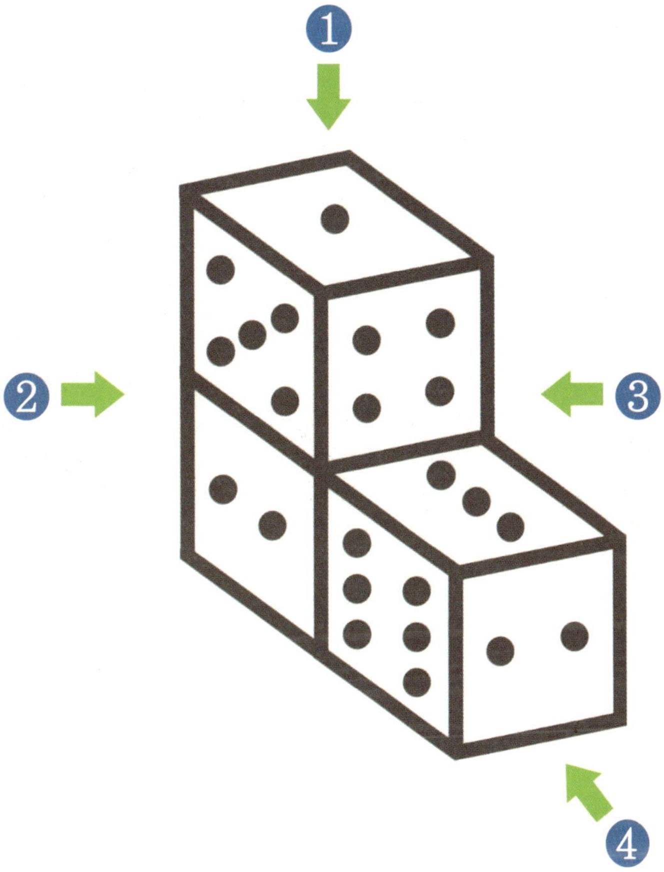

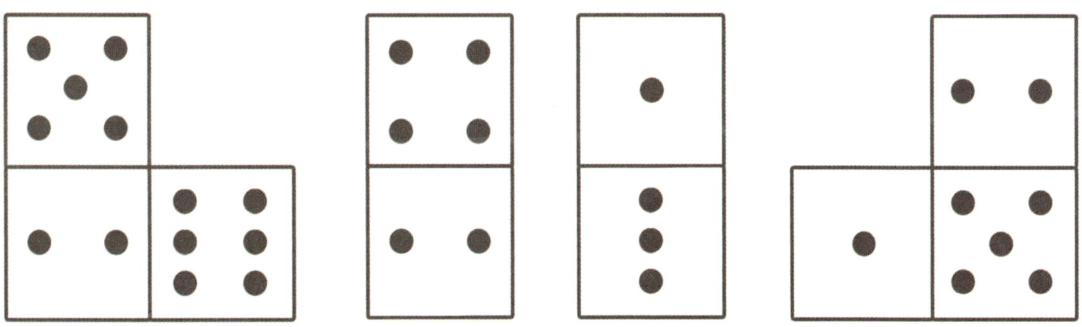

(　　　)　(　　　)　(　　　)　(　　　)

3·8 계산능력

평소 우리가 운전하는 자동차의 계기판입니다.
질문을 잘 읽고 답을 적어보세요.

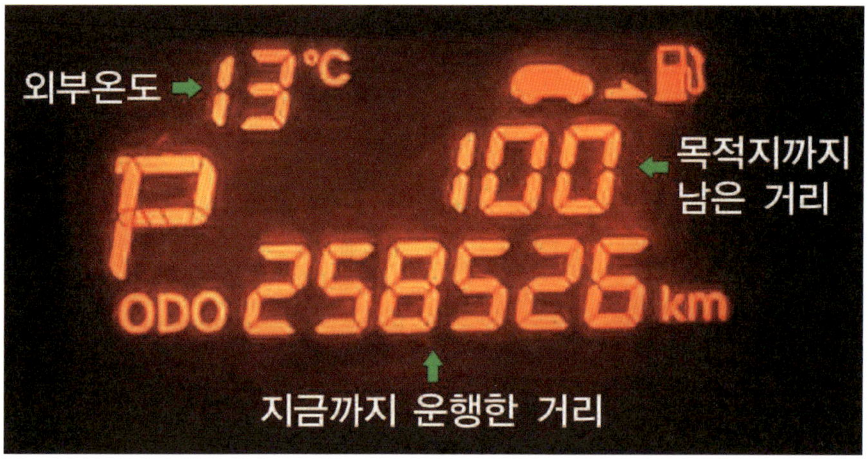
외부온도
13°C
100
목적지까지 남은 거리
P
ODO 258526 km
지금까지 운행한 거리

1. 10km를 더 운전했을 때 목적지까지 남은 거리는 얼마입니까?

2. 10km를 더 운전했을 때 총 운행거리는 얼마입니까?

3. 계기판에서 같은 수의 개수를 찾아 적어보세요.

0	개	1	개	2	개	3	개
5	개	6	개	8	개		

3·9 활동능력

만다라 그림을 보기 좋게 색칠해보세요.

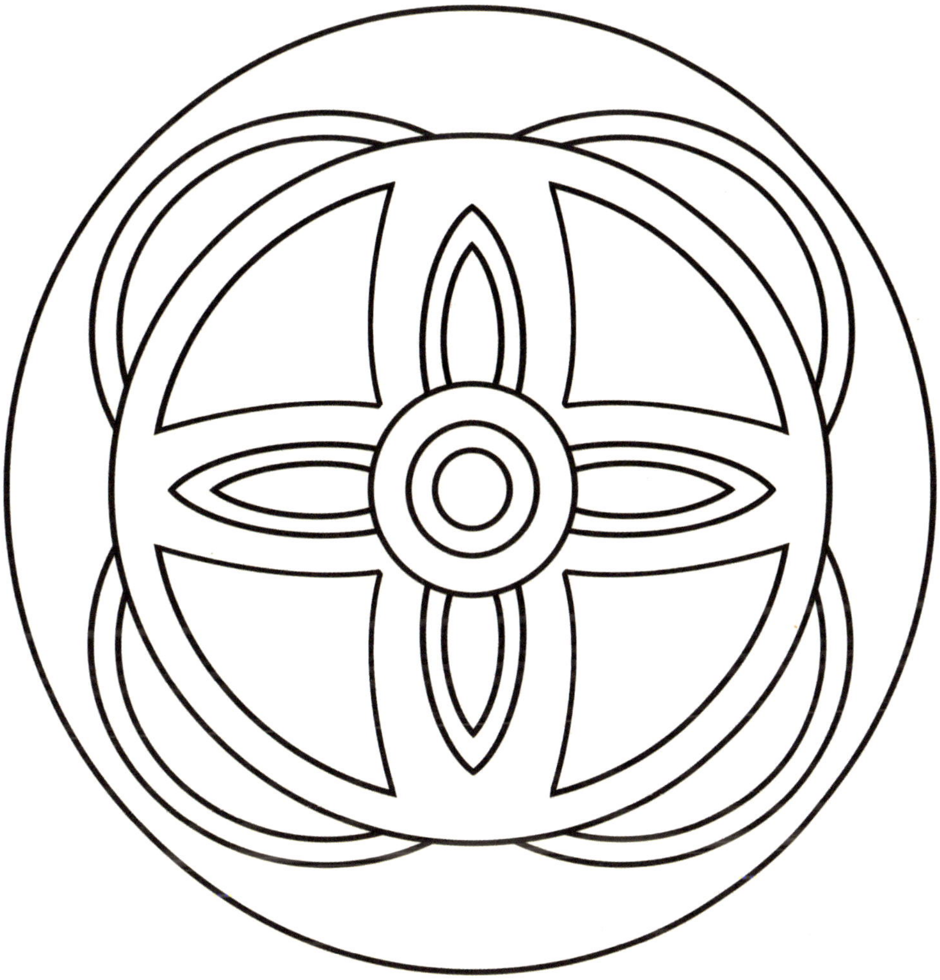

기억력

1. 앞의 39쪽을 펴고 동물의 그림을 10초간 보세요.
2. 각자 어제 저녁식사에서 맛있게 먹은 음식을 10초간 생각해보세요.
3. 39쪽에서 본 동물의 이름을 적어보세요.

❶	❷	❸	❹

년 월 일 요일 오늘 날씨

오늘 나의 기분을 체크하고 이유를 적어보세요. 기쁨 / 슬픔 / 편안함 / 불안함

이번 주에 있었던 기억에 남는 일을 한 가지 이상 떠올려보세요.

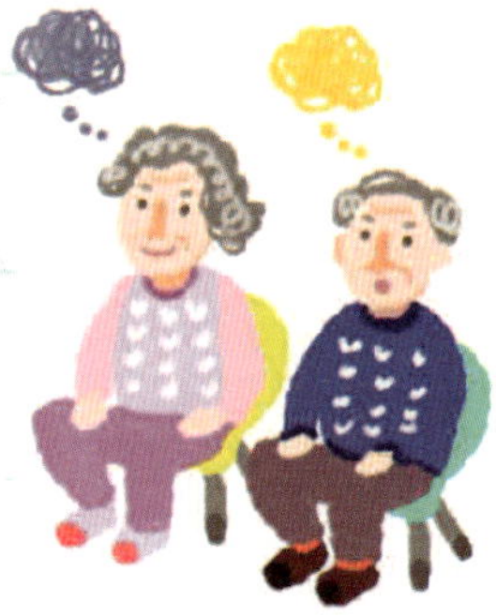

오늘 가장 많은 시간을 보낸 장소를 떠올려보세요.

오늘 제일 맛있었던 식사 메뉴를 떠올려보세요.

오늘 나의 하루를 정리해보세요

아침

점심

저녁

오늘의 일기

오늘 나의 건강 관리(색칠해주세요)

	부족		충분
운동(걷기, 스트레칭 등)			
먹거리(식이조절, 금주, 금연)			
여가(사회활동, 취미생활)			

내일 하고 싶은 것을 자유롭게 적어보세요.

4•1 지남력

글자의 색을 빨리 말해보세요. 글자를 읽으면 안 됩니다.

빨강	노랑	파랑	초록
검정	검정	빨강	하양
초록	하양	노랑	검정
파랑	빨강	보라	검정
하양	초록	노랑	파랑

4•2 집중력

개울가에 앉아 있는 아이들의 그림에서 숨은 그림을 찾아보세요.

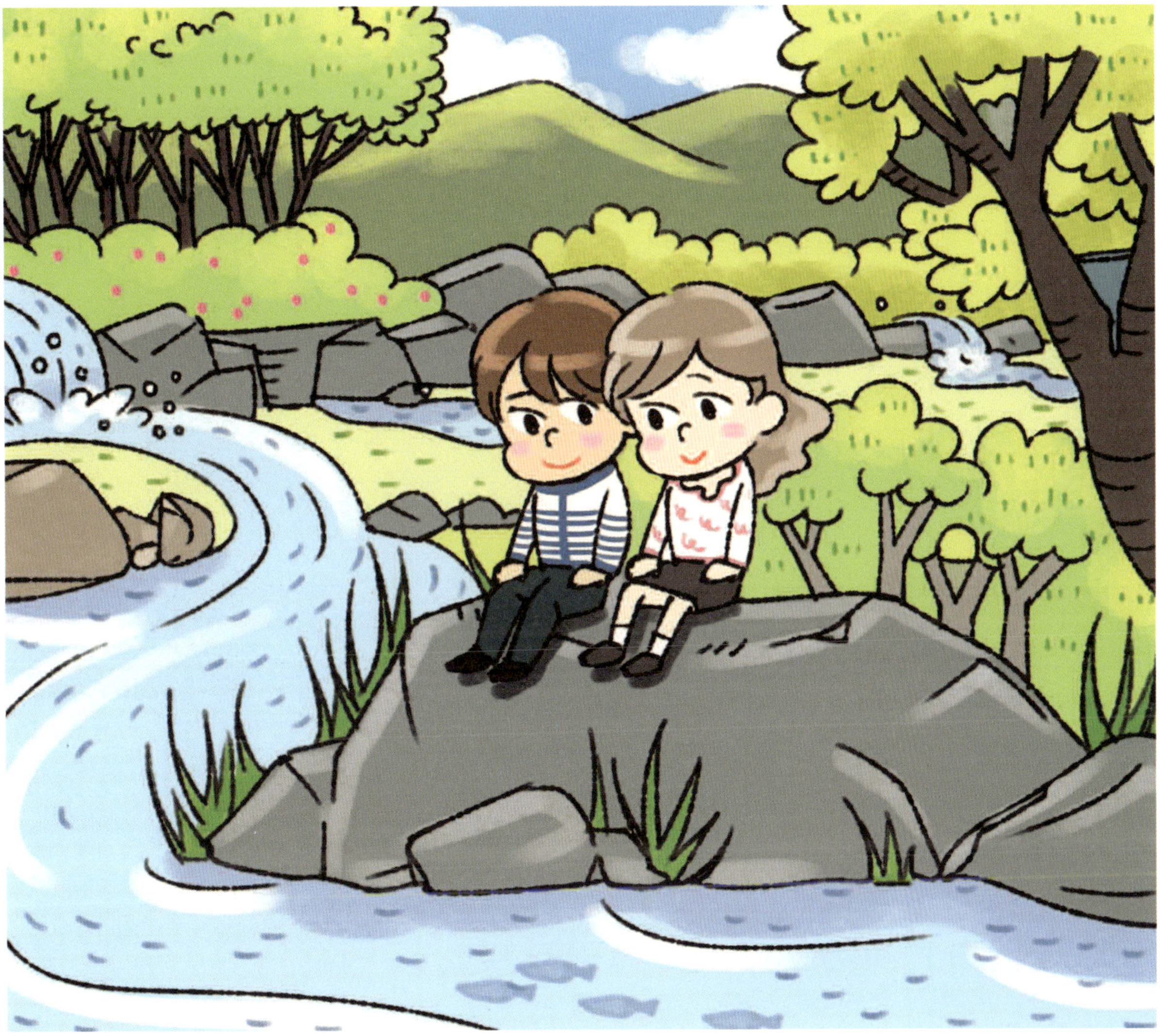

▶ 숨은 그림 : 8분 음표, 갓, 깔때기, 수저, 아이스크림, 하트

4•3 지각력

그림에 맞는 직업과 단어를 찾아 연결해보세요. 선들이 서로 겹치면 안 됩니다.

간호사

화가

선생님

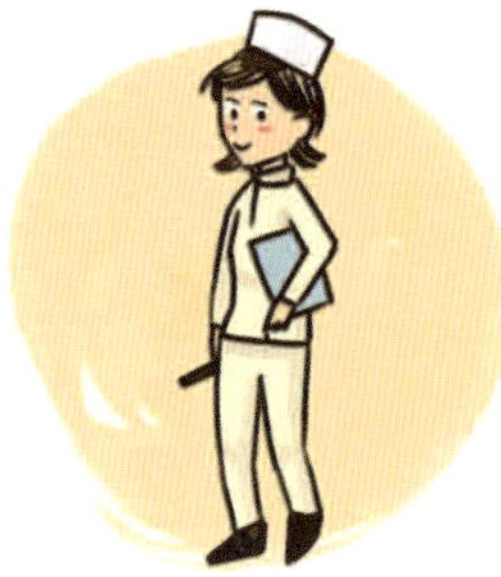

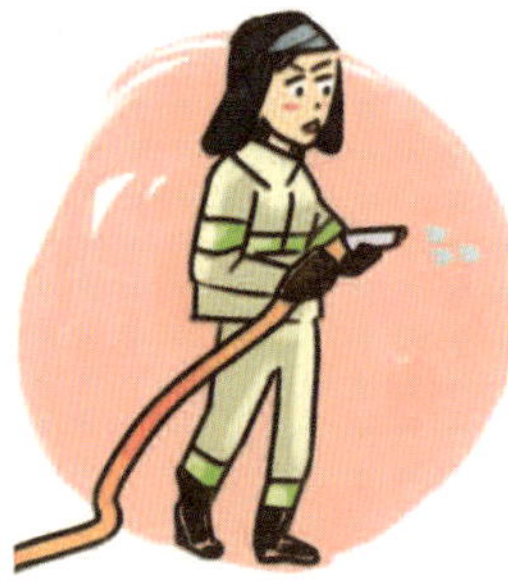

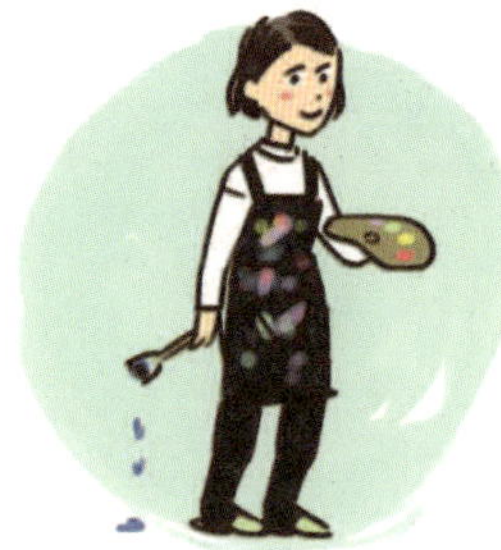

소방관

가수

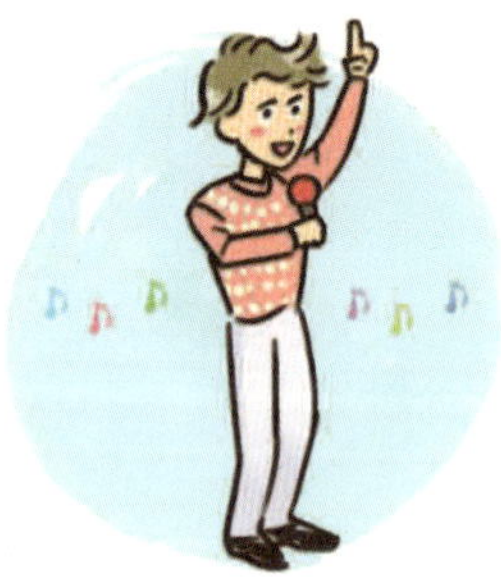

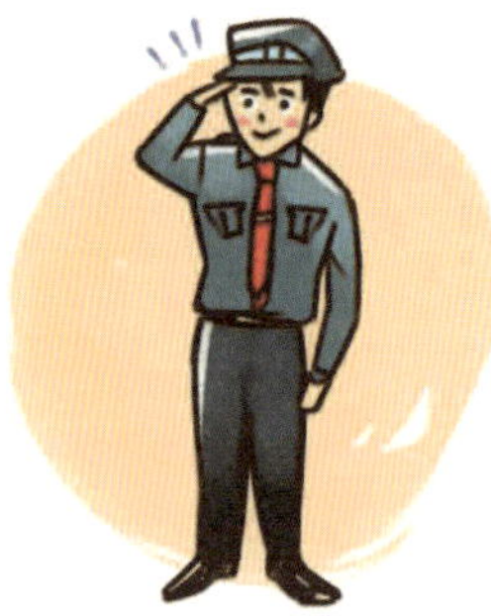

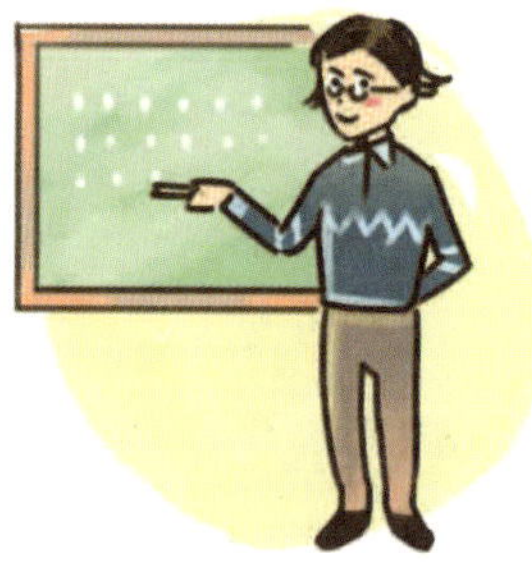

경찰관

헤어디자이너

축구선수

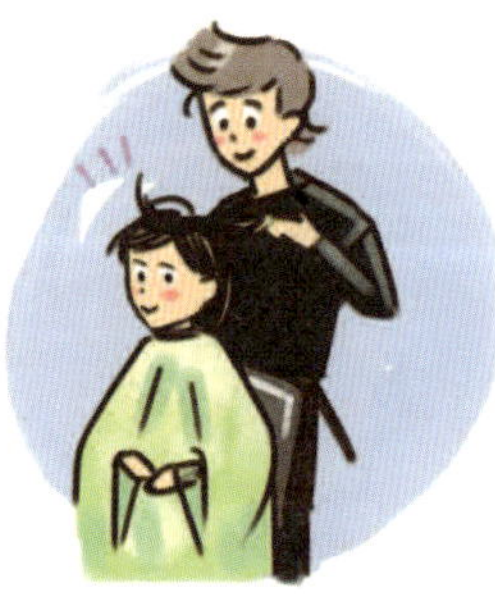

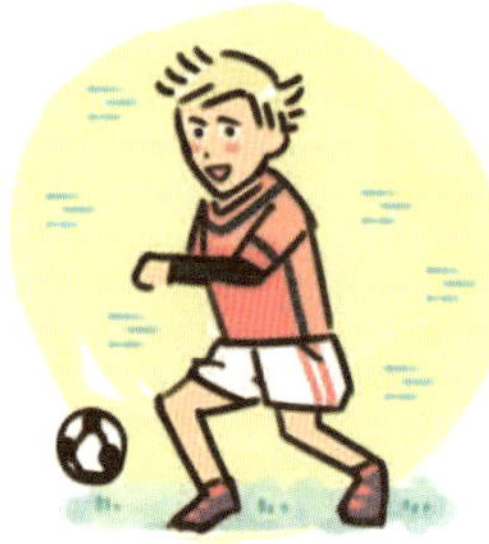

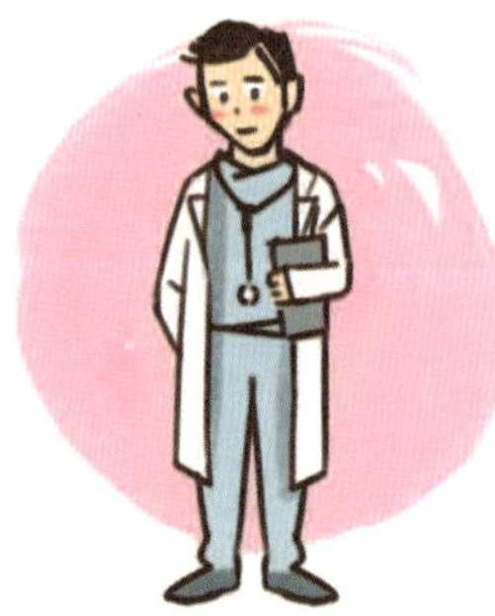

의사

4•4 기억력

1. 다음 그림의 이름과 어디에 사용하는지 용도를 적어보세요.

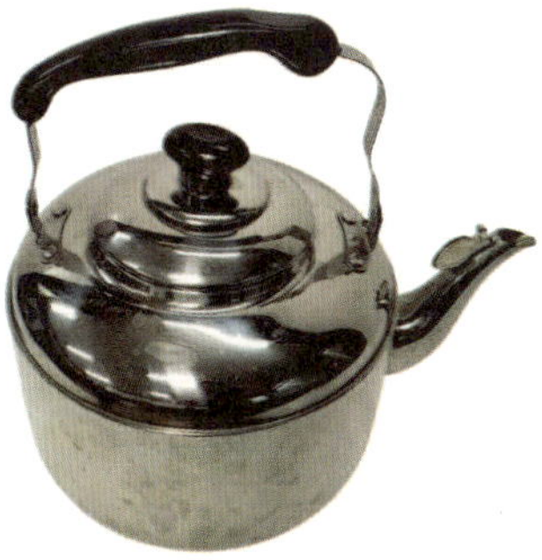

▶ 이름 :

▶ 용도 :

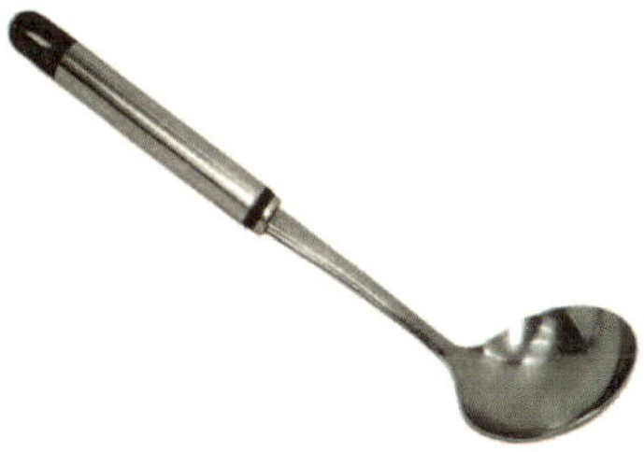

▶ 이름 :

▶ 용도 :

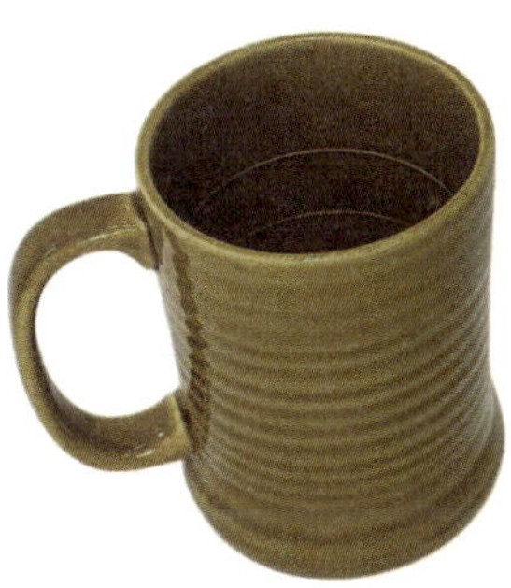

▶ 이름 :

▶ 용도 :

2. 활동지를 덮고 어떤 그림이 있었는지 말해보세요.

4·5 언어력

1. 다음 글자 중에서 도시와 단어를 찾아 적어보세요.

하	항	은	레	등
장	보	어	바	포
영	민	파	도	동
물	정	수	척	섬
대	삼	주	기	검

▶ 도시 이름 :

▶ 두 단어 :

▶ 세 단어 :

2. 다음 그림을 보고 어떤 속담 상황인지 이야기해보세요.

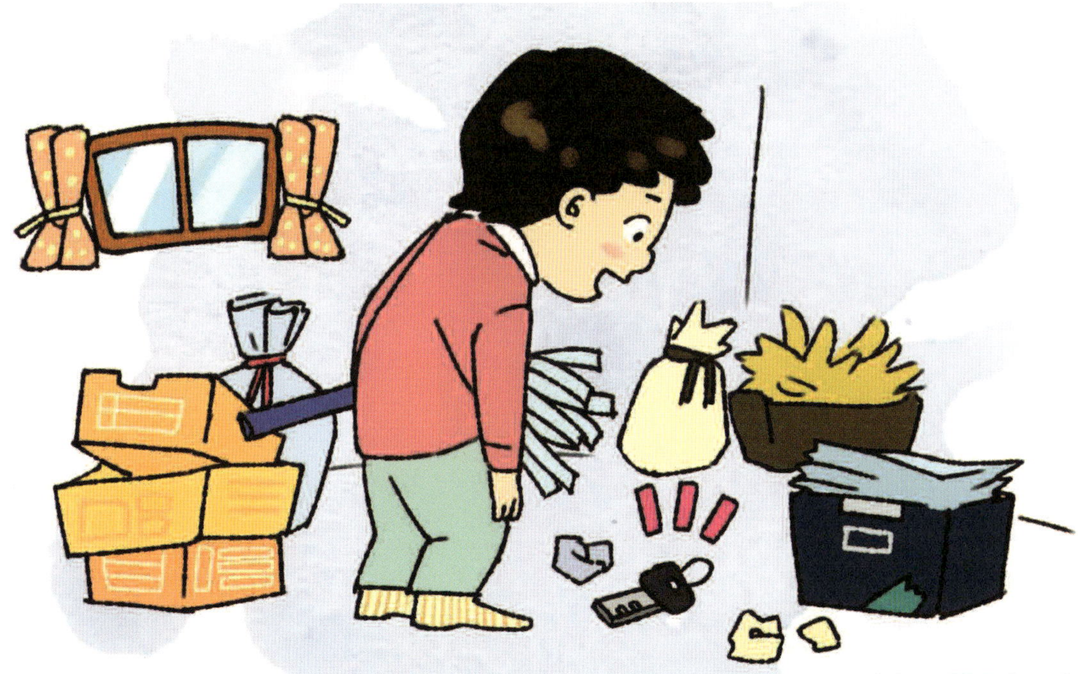

오랫만에 방 청소를 했더니 잃어버린 자동차 키를 찾았네.

3. 테두리 선을 벗어나지 않도록 속담을 적어보세요.

꿩 먹고 알 먹고
도랑 치고 가재 잡고

꿩 먹고 알 먹고
도랑 치고 가재 잡고

꿩 먹고 알 먹고
도랑 치고 가재 잡고

년 월 일 요일 오늘 날씨

오늘 나의 기분을 체크하고 이유를 적어보세요. 기쁨 / 슬픔 / 편안함 / 불안함

이번 주에 있었던 기억에 남는 일을 한 가지 이상 떠올려보세요.

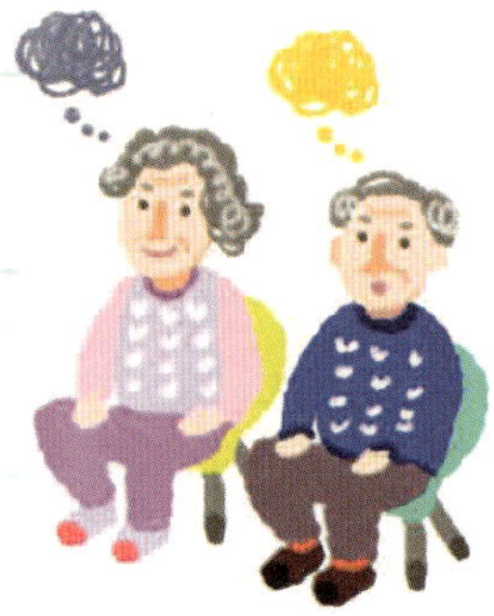

오늘 가장 많은 시간을 보낸 장소를 떠올려보세요.

오늘 제일 맛있었던 식사 메뉴를 떠올려보세요.

오늘 나의 하루를 정리해보세요

아침

점심

저녁

오늘의 일기

오늘 나의 건강 관리(색칠해주세요)

	부족		충분
운동(걷기, 스트레칭 등)			
먹거리(식이조절, 금주, 금연)			
여가(사회활동, 취미생활)			

내일 하고 싶은 것을 자유롭게 적어보세요.

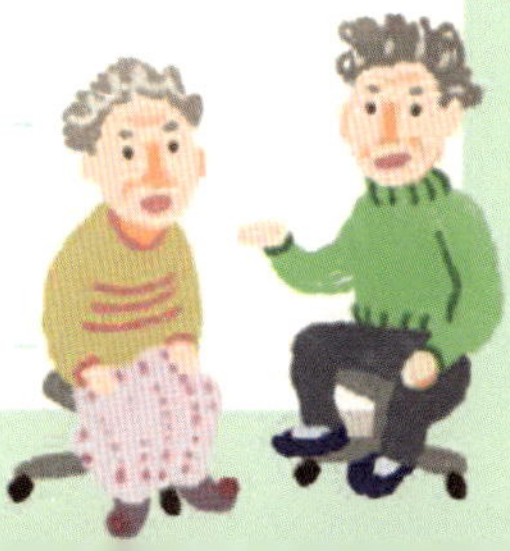

4·6 판단력

아침에 일어나니 동네 여기저기에 쓰레기가 버려져 있고, 누군가가 말썽을 피운 흔적이 있습니다. 범인을 찾고 있는데, 다행히 현장에서 범인들을 지목하는 암호문을 찾았습니다. 암호문을 해독하여 범인을 찾아보세요.

암호문	01/005	08/002/08	08/010
	01/001/08	08/001	09/010

범인은 누구일까요? 다음의 난수표를 이용하여 암호를 풀어보세요.

ㄱ	ㄴ	ㄷ	ㄹ	ㅁ	ㅂ	ㅅ	ㅇ	ㅈ	ㅊ	ㅋ	ㅌ	ㅍ	ㅎ
01	02	03	04	05	06	07	08	09	10	11	12	13	14

ㅏ	ㅑ	ㅓ	ㅕ	ㅗ	ㅛ	ㅜ	ㅠ	ㅡ	ㅣ
001	002	003	004	005	006	007	008	009	010

▶ 정답

4주 인지훈련프로그램

4•7 시공간력

단군신화에 나오는 곰과 호랑이가 사다리를 타고 내려가 쑥과 마늘을 먹으면 사람이 된다고 합니다. 어느 쪽 사다리로 내려가야 할까요?

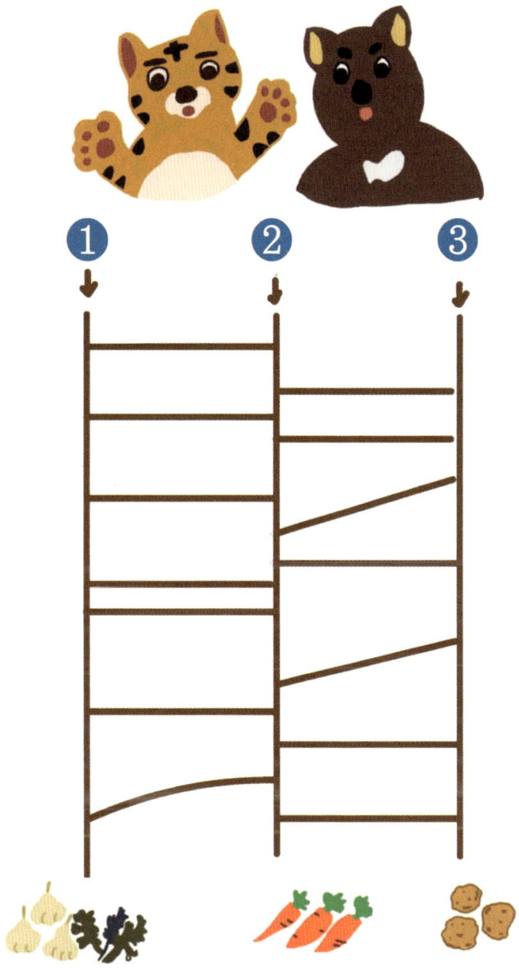

▶ 정답

기억력

1. 앞의 53쪽을 펴고 사물의 사진을 10초간 보세요.
2. 각자 어제 저녁식사에서 맛있게 먹은 음식을 10초간 생각해보세요.
3. 53쪽에서 본 사물의 이름을 적어보세요.

❶ ❷ ❸

4·8 계산능력

빈칸에 1~4까지 숫자 중 빠진 숫자를 찾아 적어보세요.

상, 하, 좌, 우 같은 줄에 같은 수가 오면 안 됩니다.

		2	1
		4	3
	4	1	
	1	3	4

		4	3
3		2	1
4	3		2
	2		

4・9 활동능력

1. 왼쪽 그림과 대칭이 되도록 오른쪽에도 그려보세요.
2. 아래쪽에도 대칭이 되도록 그려보세요.
3. 그림이 완성되면 색을 칠해보세요.

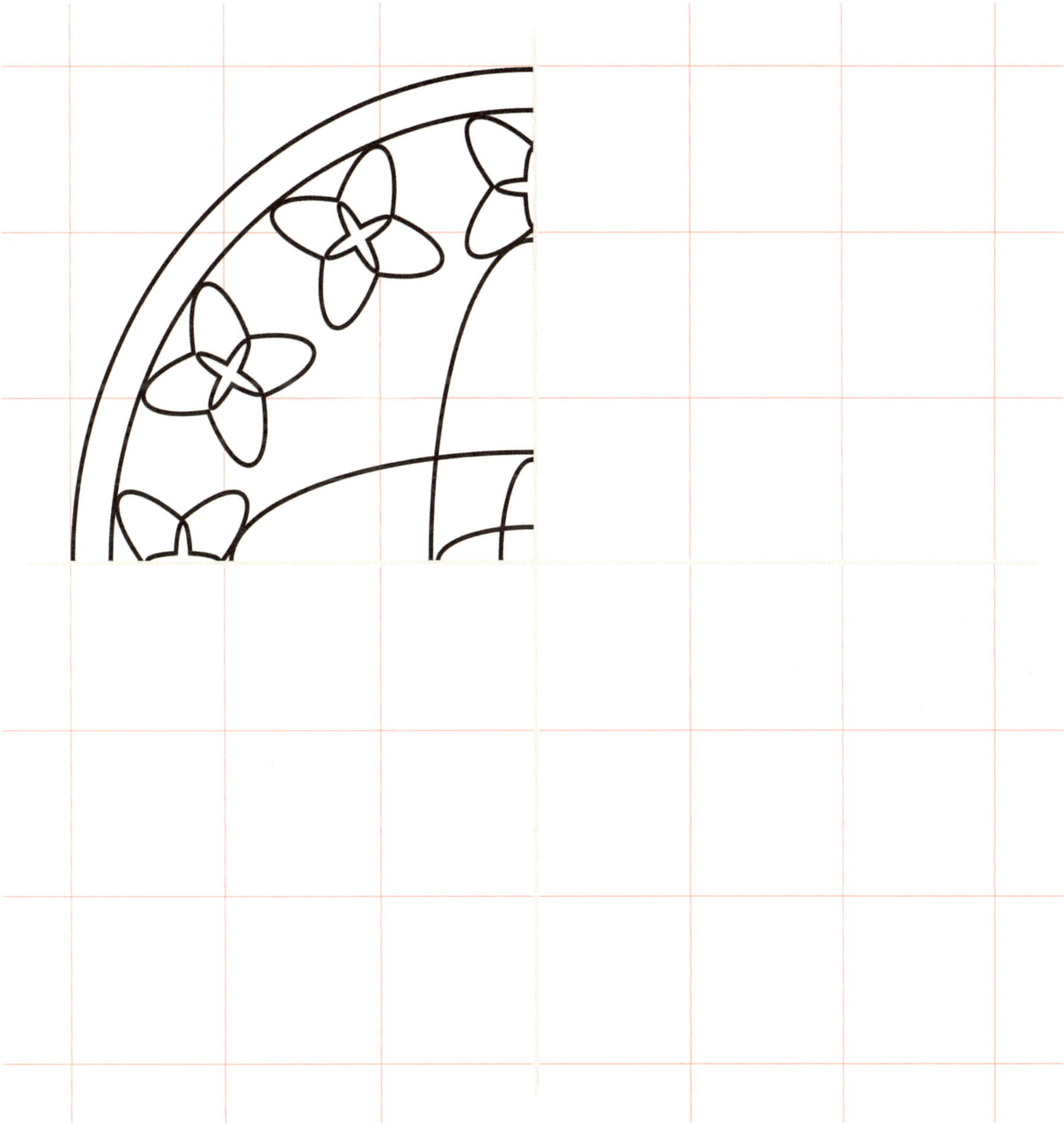

년 월 일 요일 오늘 날씨

오늘 나의 기분을 체크하고 이유를 적어보세요. 기쁨 / 슬픔 / 편안함 / 불안함

이번 주에 있었던 기억에 남는 일을 한 가지 이상 떠올려보세요.

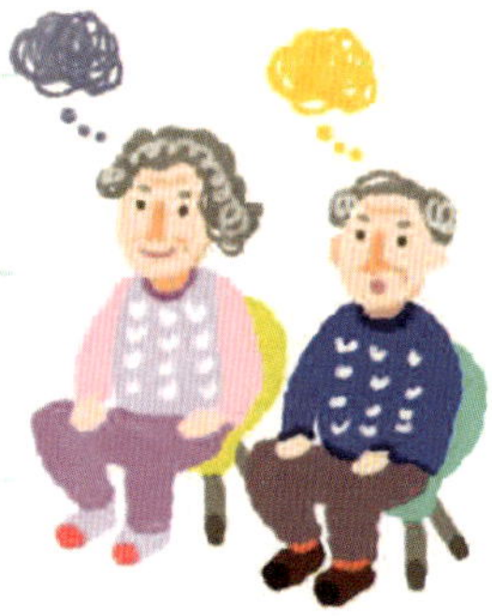

오늘 가장 많은 시간을 보낸 장소를 떠올려보세요.

오늘 제일 맛있었던 식사 메뉴를 떠올려보세요.

오늘 나의 하루를 정리해보세요

아침

점심

저녁

오늘의 일기

오늘 나의 건강 관리(색칠해주세요)

	부족		충분
운동(걷기, 스트레칭 등)			
먹거리(식이조절, 금주, 금연)			
여가(사회활동, 취미생활)			

내일 하고 싶은 것을 자유롭게 적어보세요.

저자소개

장일상

(사)행복나눔연구소 대표
100세건강연구소 소장
이혈건강심리상담협회 회장
(사)국제명상치유센터 이사

임효림

한국교육경영아카데미(주) 대표
코스모평생교육원 원장
나우인터넷신문
원더풀문화예술협동조합 이사
하이서울라이온스클럽 회장

인지활동 프로그램 ⑦

인지력 향상을 위한
뇌건강 활동지 ❸

2022년 5월 15일 1판 1쇄 인쇄
2022년 5월 21일 1판 1쇄 발행

저자 장일상·임효림
그림 최윤정
펴낸이 조재성
펴낸곳 서현사

등록 2002년 8월 14일 제03-01392호
주소 경기도 고양시 일산동구 중앙로 1055번지 레이크하임 206호
전화 031-919-6643
팩스 031-912-6643

ISBN 979-11-88986-47-7 94510
979-11-88986-29-3(세트)

정가 6,000원

저자와의 협의하에 인지는 생략합니다.
잘못 만들어진 책은 구입하신 서점에서 바꾸어 드립니다.
이 책은 저작권법에 따라 보호받는 저작물이므로 무단 전재와 복제를 금하며,
내용의 전부 또는 일부를 이용하려면 저작권자와 서현사의 서면 동의를 받아야 합니다.